5-Zutaten-Kochbuch

Vereinfachte, schmackhafte, gesunde, kohlenhydratarme Rezepte für vielbeschäftigte Menschen.

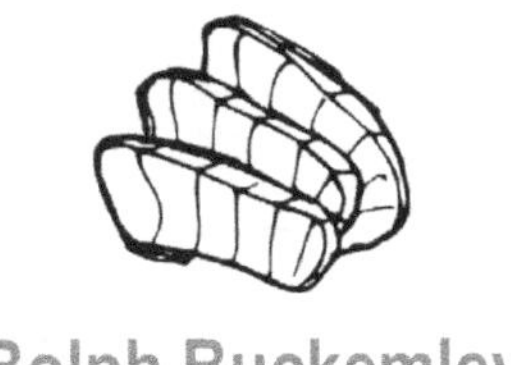

Bolph Buckemley

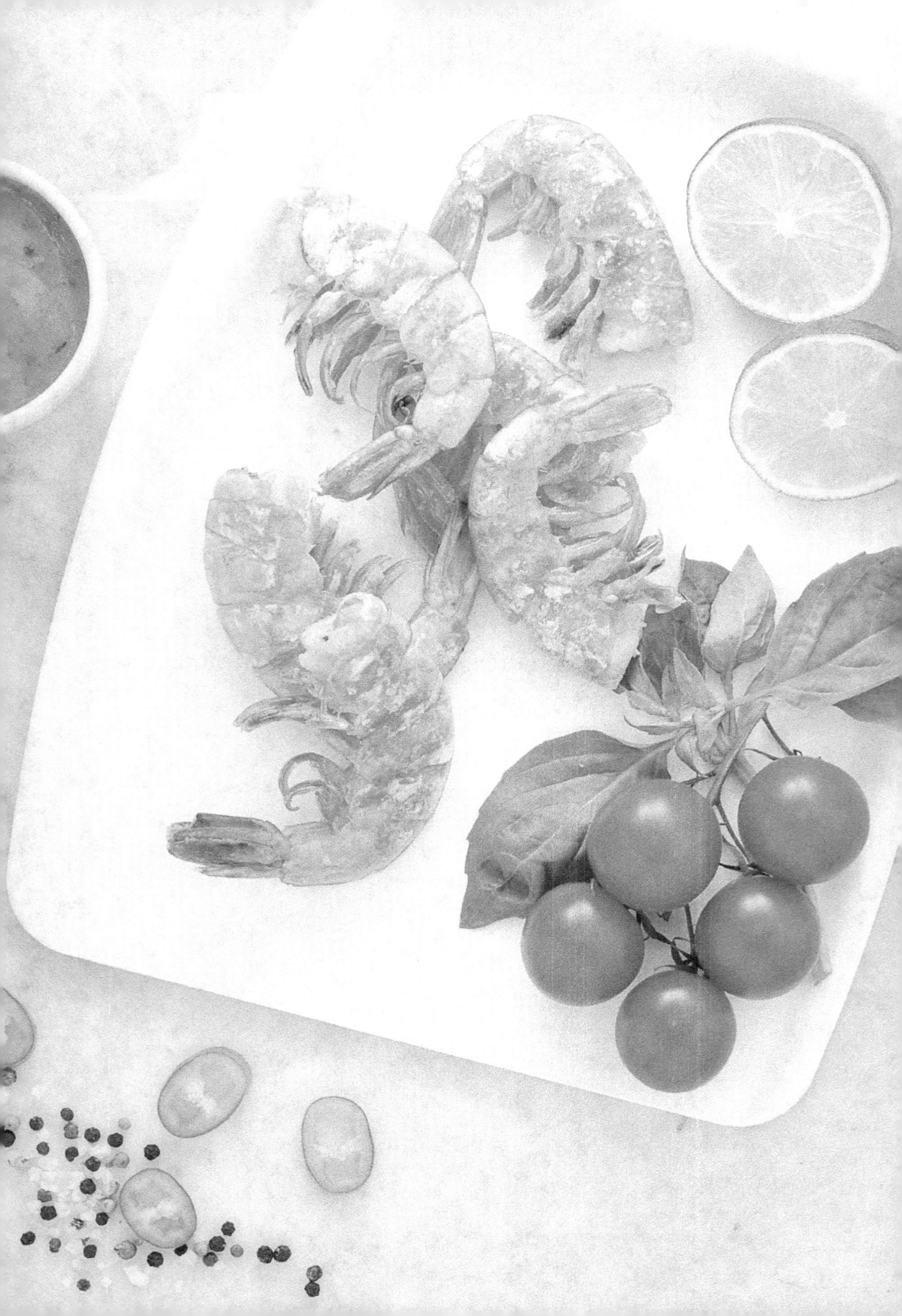

Dieses Buch wird ausschließlich zu dem Zweck bereitgestellt, relevante Informationen zu einem bestimmten Thema bereitzustellen, für das alle angemessenen Anstrengungen unternommen wurden, um sicherzustellen, dass es sowohl korrekt als auch angemessen ist. Dennoch stimmen Sie mit dem Kauf dieses Buches der Tatsache zu, dass der Autor und der Herausgeber in keiner Weise Experten für die hierin enthaltenen Themen sind, unabhängig von etwaigen darin gemachten Ansprüchen. Es wird empfohlen, immer einen Fachmann zu konsultieren, bevor Sie die darin besprochenen Ratschläge oder Techniken anwenden.

Inhaltsverzeichnis

Kapitel 6: Vegetarisch und Vegan 68

Kapitel 7: Desserts und süsse Leckereien................84

Kapitel 8: Saucen, Dressings und Grundnahrungsmittel

EINFÜHRUNG

Essen ist Nahrung. Essen ist auch ein Gesprächsstarter. Essen ist auch ein Ritual. Aber gutes Essen – und Essensrituale – sollten nicht besonderen Anlässen vorbehalten sein. Gutes Essen gibt es jeden Tag und zu jeder Mahlzeit, die wir essen. Und gutes Essen, einfach zubereitet, kann uns zusammenbringen, uns nähren und die schönsten Erinnerungen schaffen. Darum geht es in diesem Kochbuch.

Im 5-Zutaten-Kochbuch enthält jedes Rezept fünf oder weniger Zutaten und kann oft in 30 Minuten oder weniger zubereitet, gekocht und auf den Tisch gebracht werden.

Ich hoffe, dass Sie sich in dieses Buch vertiefen, die Rezepte ausprobieren, die Techniken erlernen und sie dann an Ihre Vorlieben anpassen.

Die Rezepte, die Sie hier finden, setzen in erster Linie auf Vollwertkost, d. h. die Zutaten kommen oft in reinster Form vor – so naturnah wie möglich. In den Zutatenlisten finden Sie weder Suppen aus der Dose noch abgepackte Mischungen. Sie finden natürliche Geschmacksverstärker wie Sojasauce und verschiedene Essigsorten. Ich habe sie ausgewählt, weil sie einem Rezept und Gericht etwas hinzufügen – ihr Geschmack wird niemals die Hauptzutaten überdecken oder überdecken.

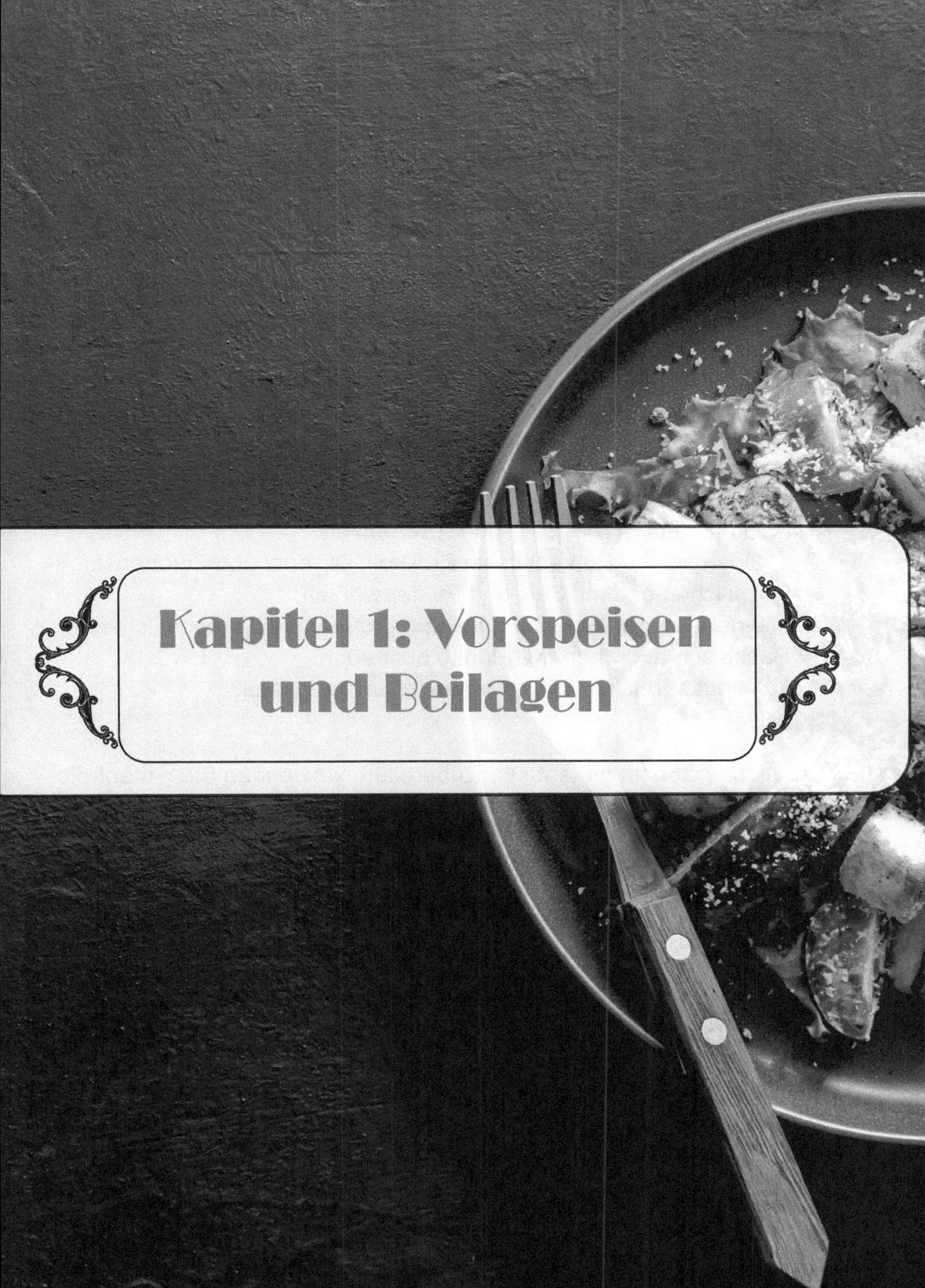

Kapitel 1: Vorspeisen und Beilagen

Brokkoli mit Pankokruste

Etiketten: 30-Minuten | Vegan | Eins
Vorbereitungszeit: 5 Minuten | Kochzeit: 20 Minuten | Portionen: 4

Zutaten:

- 2 Brokkoliköpfe (ca. 6 Tassen), in Röschen zerteilt
- 1 Esslöffel frisch gepresster Zitronensaft
- 2 Esslöffel natives Olivenöl extra
- ¼ Tasse Panko-Semmelbrösel
- Salz und gemahlener schwarzer Pfeffer

Richtungen:

1. Backofen auf 375°F (ca. 190°C) vorheizen.
2. In einer großen Rührschüssel Brokkoli, Olivenöl und Zitronensaft vermischen und mit Salz und Pfeffer würzen.
3. In einer einzigen Schicht auf einem großen, antihaftbeschichteten Backblech anordnen. Mit Panko bestreuen.
4. 20 Minuten backen, bis es braun ist, und servieren.

Tipp:

Um dieses Gericht glutenfrei zuzubereiten, verwenden Sie glutenfreie Panko-Semmelbrösel.

Pro Portion:

Kalorien: 134; Gesamtfett: 8 g; Gesättigtes Fett: 1 g; Cholesterin: 0 mg; Natrium: 119 mg; Kohlenhydrate: 14g; Ballaststoffe: 4 g; Protein: 5g

Knusprige Rosmarin-Kartoffelecken

Etiketten: Glutenfrei | Vegan | Eins
Vorbereitungszeit: 10 Minuten | Kochzeit: 30 Minuten | Portionen: 4

Zutaten:

- 1 Pfund rostrote Kartoffeln, in ½ Zoll breite Scheiben geschnitten
- 2 Esslöffel natives Olivenöl extra

- 1 Teelöffel getrockneter Rosmarin
- Salz und gemahlener schwarzer Pfeffer
- 1 Teelöffel Maisstärke

1. Backofen auf 425°F (ca. 215°C) vorheizen.
2. Legen Sie ein antihaftbeschichtetes Backblech in den vorheizenden Ofen.
3. Kartoffelscheiben in eine große Rührschüssel geben.
4. In einer kleinen Rührschüssel Rosmarin, Olivenöl, Salz und Maisstärke verrühren.
5. Über die Kartoffeln träufeln und gut vermischen.
6. Ordnen Sie die Kartoffeln in einer Schicht auf dem heißen Backblech an. 15 Minuten rösten.
7. Wenden und weitere 10 bis 15 Minuten rösten, bis es goldbraun ist.
8. Mit Pfeffer würzen und servieren.

Pro Portion:

Kalorien: 152; Gesamtfett: 7 g; Gesättigtes Fett: 1 g; Cholesterin: 0 mg; Natrium: 578 mg; Kohlenhydrate: 21g; Ballaststoffe: 1 g; Protein: 2g

Mini-Krabbenkuchenhäppchen

Etiketten: 30-Minuten | Eins
Vorbereitungszeit: 5 Minuten | Kochzeit: 15 Minuten | Portionen: 4

Zutaten:

- 1 (6 Unzen) Dose Krabbenfleisch, abgetropft und gepflückt (oder frisch)
- 2 Esslöffel natives Olivenöl extra
- 1 Schalotte, fein gehackt
- 2 Esslöffel Mayonnaise
- ⅓ Tasse Semmelbrösel
- ½ Teelöffel Knoblauchpulver
- Salz und gemahlener schwarzer Pfeffer

Richtungen:

1. Backofen auf 375°F (ca. 190°C) vorheizen.
2. In einer großen Rührschüssel Krabbenfleisch, Semmelbrösel, Schalotte und Knoblauchpulver verrühren.

3. Leicht mit Salz und Pfeffer würzen. Mayonnaise unterrühren. Formen Sie mit Ihren Händen 10 (2,5 cm) große Kugeln.
4. In einer großen, ofenfesten Pfanne bei mittlerer Hitze das Olivenöl erhitzen.
5. Die Krabbenkuchenbällchen in die Pfanne geben und von allen Seiten insgesamt 3 bis 4 Minuten anbraten.
6. Die Form in den Ofen schieben und 10 Minuten backen.
7. Lassen Sie es einige Minuten abkühlen, bevor Sie es in eine Servierschüssel geben.

Pro Portion:

Kalorien: 172; Gesamtfett: 10 g; Gesättigtes Fett: 1 g; Cholesterin: 34 mg; Natrium: 276 mg; Kohlenhydrate: 9g; Faser: 0g; Protein: 11g

Apfel, Brie und Prosciutto Crostini

Etiketten: 30-Minuten | Vegan | Eins
Vorbereitungszeit: 15 Minuten | Portionen: 6

Zutaten:

- 1 Golden Delicious-Apfel, entkernt und in 0,6 cm dicke Scheiben geschnitten
- 3 Unzen dünn geschnittener Schinken
- 1 Brie-Keil
- Crostini

Richtungen:

1. Schneiden Sie den Brie in ¼ Zoll dicke Scheiben. Schneiden Sie jede Scheibe in etwa 2,5 cm breite Stücke.
2. Schneiden Sie den Prosciutto in 1 bis 1½ Zoll breite Streifen, von denen jeder etwa 10 cm lang ist.
3. Legen Sie ein Stück Brie auf eine Apfelscheibe und wickeln Sie es mit einem Stück Prosciutto ein.
4. Wiederholen Sie den Vorgang mit den restlichen Apfelscheiben sowie Brie- und Prosciutto-Stücken.
5. Mit Crostini genießen.

Pro Portion:

Kalorien: 176; Gesamtfett: 6 g; Gesättigtes Fett: 5 g; Cholesterin: 5 mg; Natrium: 242 mg; Kohlenhydrate: 22g; Ballaststoffe: 1 g; Protein: 5g

Einfacher Eiersalat

Etiketten: 30-Minuten | Glutenfrei | Vegan | Vegetarisch | Eins
Vorbereitungszeit: 10 Minuten | Portionen: 4

Zutaten:

- Crostini, glutenfreie Cracker oder halbierte und entkernte Paprika
- 4 große hartgekochte Eier
- 2 Esslöffel Mayonnaise
- ½ Teelöffel trockener gemahlener Senf
- ¼ Teelöffel Knoblauchpulver
- ¼ Teelöffel geräuchertes Paprikapulver
- Salz und gemahlener schwarzer Pfeffer

Richtungen:

1. In einer mittelgroßen Rührschüssel die hartgekochten Eier mit einem Kartoffelstampfer oder einer großen Gabel zerdrücken.
2. Mayonnaise, trockenen Senf, Knoblauchpulver und Paprika einrühren.
3. Abschmecken und mit Salz und Pfeffer würzen.
4. Auf Crostini, glutenfreien Crackern oder Paprika verteilen und servieren.

Pro Portion:

Kalorien: 101; Gesamtfett: 7 g; Gesättigtes Fett: 2 g; Cholesterin: 213 mg; Natrium: 122 mg; Kohlenhydrate: 2g; Faser: 0g; Protein: 6g

Spinatsalat und geröstete Trauben

Etiketten: Glutenfrei | Vegan | Eins
Vorbereitungszeit: 10 Minuten | Kochzeit: 30 Minuten | Portionen: 4

Zutaten:

- 2 Esslöffel Pepitas (geröstete Kürbiskerne)
- 2 Tassen kernlose Weintrauben
- 1 Esslöffel natives Olivenöl extra
- ½ Teelöffel getrockneter Rosmarin
- Salz und gemahlener schwarzer Pfeffer
- Vinaigrette Ihrer Wahl
- 4 Tassen Babyspinat

1. Backofen auf 425°F (ca. 215°C) vorheizen.
2. Die Weintrauben auf einem Backblech verteilen.
3. Mit Olivenöl beträufeln und mit Rosmarin, Salz und Pfeffer würzen.
4. In den Ofen schieben und 30 Minuten rösten, bis Blasen entstehen. Herausnehmen und etwas abkühlen lassen.
5. Den Spinat gleichmäßig auf vier Teller verteilen.
6. Mit Weintrauben und Pepitas belegen. Mit Vinaigrette beträufeln und sofort servieren.

Pro Portion:

Kalorien: 161; Gesamtfett: 10 g; Gesättigtes Fett: 1 g; Cholesterin: 0 mg; Natrium: 92 mg; Kohlenhydrate: 17g; Ballaststoffe: 2g; Protein: 4g

Petersilie-Knoblauch-Süßkartoffel-Pommes

Etiketten: Glutenfrei | Vegan

Vorbereitungszeit: 15 Minuten | Kochzeit: 40 Minuten | Portionen: 4

Zutaten:

- 1 Pfund Süßkartoffeln, in ½ Zoll dicke Bratformen geschnitten
- ½ Teelöffel gemahlener schwarzer Pfeffer, plus mehr zum Würzen
- 3 Esslöffel natives Olivenöl extra, geteilt
- 1 Esslöffel fein gehackte frische Petersilie
- 1 Teelöffel Salz, plus etwas mehr zum Würzen
- 1 Knoblauchzehe, gehackt

Richtungen:

1. Backofen auf 425°F (ca. 215°C) vorheizen.

2. Legen Sie ein antihaftbeschichtetes Backblech in den vorheizenden Ofen.
3. In einer großen Rührschüssel die Süßkartoffeln, 2 Esslöffel Olivenöl sowie Salz und Pfeffer vermischen. Zum Kombinieren kräftig umrühren.
4. Ordnen Sie die Pommes Frites auf dem heißen, antihaftbeschichteten Backblech an und achten Sie darauf, dass sie eine einzige Schicht bilden.
5. Stellen Sie die Pfanne wieder in den Ofen und rösten Sie sie 40 Minuten lang. Wenden Sie dabei die Pommes Frites ein- oder zweimal.
6. Sie sind fertig, wenn die Süßkartoffeln zart und gebräunt sind.
7. In einer kleinen Pfanne bei mittlerer Hitze den restlichen 1 Esslöffel Olivenöl erhitzen.
8. Fügen Sie den Knoblauch hinzu und kochen Sie ihn unter Rühren 1 Minute lang, bis er duftet. Über die Pommes gießen.
9. Mit Petersilie bestreuen und gut vermischen. Abschmecken, nach Belieben mit mehr Salz und Pfeffer würzen und servieren.

Pro Portion:

Kalorien: 188; Gesamtfett: 10 g; Gesättigtes Fett: 1 g; Cholesterin: 0 mg; Natrium: 645 mg; Kohlenhydrate: 23g; Ballaststoffe: 3g; Protein: 2g

Tomaten-Feta-Crostini

Etiketten: 30-Minuten | Vegan | Vegetarisch | Eins
Vorbereitungszeit: 5 Minuten | Portionen: 5

Zutaten:

- ¼ Teelöffel getrockneter Oregano (oder 1 Teelöffel fein gehackter frischer)
- ¼ Tasse zerbröselter Feta-Käse
- 2 Pflaumentomaten, fein gewürfelt
- Schale von 1 Zitrone
- Crostini, zum Servieren
- Salz und gemahlener schwarzer Pfeffer

Richtungen:

1. In einer mittelgroßen Rührschüssel Feta, Tomaten, Zitronenschale und Oregano verrühren.
2. Mit Salz und Pfeffer würzen.
3. Mit Crostini als Beilage servieren.

Pro Portion:

Kalorien: 169; Gesamtfett: 3 g; Gesättigtes Fett: 2 g; Cholesterin: 8 mg; Natrium: 418 mg; Kohlenhydrate: 29g; Ballaststoffe: 2g; Protein: 7g

Mit Knoblauch und Tomaten gerösteter Spargel

Etiketten: 30-Minuten | Glutenfrei | Vegan | Eins
Vorbereitungszeit: 5 Minuten | Kochzeit: 15 Minuten | Portionen: 4

Zutaten:

- 1 Bund Spargel, Enden abgeschnitten
- 1 Esslöffel natives Olivenöl extra
- 1 Tasse halbierte Traubentomaten
- 2 Knoblauchzehen, gehackt (oder gehackte Schalotte)
- Salz und gemahlener schwarzer Pfeffer

Richtungen:

1. Backofen auf 400°F (ca. 204°C) vorheizen.
2. Schneiden Sie den Spargel in 7,6 cm große Stücke.
3. Auf einem beschichteten Backblech anrichten. Mit Traubentomaten und Knoblauch belegen.
4. Mit Olivenöl beträufeln und mit Salz und Pfeffer bestreuen. Zum Kombinieren vermischen.
5. 15 Minuten lang rösten, bis es knusprig und zart ist, und servieren.

Pro Portion:

Kalorien: 52; Gesamtfett: 4 g; Gesättigtes Fett: 1 g; Cholesterin: 0 mg; Natrium: 16 mg; Kohlenhydrate: 5g; Ballaststoffe: 2g; Protein: 2g

Einfachster Crostini

Etiketten: 30-Minuten | Vegan | Eins
Vorbereitungszeit: 5 Minuten | Kochzeit: 5 Minuten | Portionen: 5

Zutaten:

- 1 Tag altes Baguette, in ¼ Zoll dicke Scheiben geschnitten
- Antihaft-Kochspray

Richtungen:

1. Backofen auf 375°F (ca. 190°C) vorheizen.
2. Die Baguettescheiben in einer Schicht auf einem Backblech verteilen.
3. Mit Antihaft-Kochspray einsprühen.
4. 5 Minuten backen, bis es knusprig, aber nicht gebräunt ist, und genießen.

Tipp:

Sie können das Baguette durch Ciabatta-Brot ersetzen, aber ein Laib mit kleinerem Durchmesser ist am besten.

Pro Portion:

Kalorien: 139; Gesamtfett: 1 g; Gesättigtes Fett: 0 g; Cholesterin: 0 mg; Natrium: 312 mg; Kohlenhydrate: 27g; Ballaststoffe: 1 g; Protein: 6g

Geröstete grüne Parmesanbohnen

Etiketten: Glutenfrei | Vegetarisch | Eins
Vorbereitungszeit: 5 Minuten | Kochzeit: 30 Minuten | Portionen: 5

Zutaten:

- ½ Tasse frisch geriebener Parmesankäse
- 1 Pfund frische grüne Bohnen
- Antihaft-Kochspray
- Salz und gemahlener schwarzer Pfeffer

Richtungen:

1. Backofen auf 400°F (ca. 204°C) vorheizen.
2. Die grünen Bohnen auf einem Backblech verteilen.
3. Mit Antihaft-Kochspray einsprühen und mit Salz und Pfeffer würzen.
4. 20 Minuten backen. Aufsehen.
5. Mit dem Parmesankäse bestreuen.
6. Weitere 10 Minuten goldbraun rösten und servieren.

Tipp:

Holen Sie sich frisch geriebenen Parmesan aus der Käseabteilung Ihres Lebensmittelladens, anstatt Ihren eigenen zu reiben.

Pro Portion:

Kalorien: 89; Gesamtfett: 4 g; Gesättigtes Fett: 2 g; Cholesterin: 11 mg; Natrium: 222 mg; Kohlenhydrate: 9g; Ballaststoffe: 4 g; Protein: 7g

Mit Kräutern gebackener Ricotta-Dip

Etiketten: 30-Minuten | Vegetarisch | Eins
Vorbereitungszeit: 5 Minuten | Kochzeit: 5 Minuten | Portionen: 6

Zutaten:

- ½ Tasse plus 1 Esslöffel geriebener Parmesankäse, geteilt
- 1 (15-Unzen) Behälter Ricotta-Käse
- ½ Teelöffel getrocknetes Basilikum
- ½ Teelöffel getrockneter Oregano
- ½ Teelöffel getrockneter Rosmarin
- ½ Teelöffel Salz
- Crostini oder Chips zum Dippen

Richtungen:

1. In einer kleinen, grillfesten Auflaufform Ricotta, Oregano, Rosmarin, Basilikum, ½ Tasse Parmesan und Salz vermischen. Zum Kombinieren gut umrühren.
2. In einer gleichmäßigen Schicht in der Auflaufform verteilen. Mit dem restlichen 1 Esslöffel Parmesankäse bestreuen.
3. Heizen Sie den Grill 1 Minute lang auf höchster Stufe vor.

4. Stellen Sie die Form unter den Grill und lassen Sie sie 5 Minuten
   lang grillen, bis die Ricotta-Mischung goldbraun ist und an den
   Rändern Blasen wirft.
5. Mit Crostini oder Chips zum Dippen servieren.

Tipp:

Versuchen Sie, Crostini mit glutenfreiem Brot zuzubereiten. Dazu
kann auch geschnittenes frisches Gemüse wie Radieschen, Gurken,
Karotten und Paprika serviert werden.

Pro Portion:

Kalorien: 247; Gesamtfett: 12 g; Gesättigtes Fett: 7 g; Cholesterin: 42
mg; Natrium: 575 mg; Kohlenhydrate: 21g; Ballaststoffe: 1 g; Protein:
15g

In Ingwer gerösteter Rosenkohl mit Zwiebeln

Etiketten: Glutenfrei | Vegan | Eins
Vorbereitungszeit: 10 Minuten | Kochzeit: 30 Minuten | Portionen: 4

Zutaten:

- 1 Esslöffel Sojasauce oder Tamari (bei Bedarf glutenfrei)
- 1 Esslöffel gewürzter Reisessig
- 1 Teelöffel frisch geriebener Ingwer
- 4 Tassen Rosenkohl, geviertelt
- 1 kleine rote Zwiebel
- 1 Esslöffel natives Olivenöl extra
- Salz und gemahlener schwarzer Pfeffer

Richtungen:

1. Backofen auf 400°F (ca. 204°C) vorheizen.
2. Den Rosenkohl auf einem beschichteten Backblech verteilen. Die
   rote Zwiebel vierteln und jedes Viertel halbieren.
3. Die Zwiebelstücke mit dem Rosenkohl auf dem Backblech verteilen.
4. Mit Olivenöl beträufeln und großzügig mit Salz und Pfeffer würzen.

Zusammen werfen.

5. 15 Minuten rösten. Umrühren und weitere 5 Minuten rösten.
6. In einer kleinen Rührschüssel Reisessig, Sojasauce und Ingwer verrühren.
7. Den Rosenkohl darüber träufeln und vermengen.
8. 10 Minuten rösten, bis alles gut glasiert ist, und servieren.

Tipp:

Sie können die rote Zwiebel durch zwei Schalotten ersetzen. Die Schalotten schälen, vierteln und vor dem Braten mit dem Rosenkohl vermengen.

Pro Portion:

Kalorien: 79; Gesamtfett: 4 g; Gesättigtes Fett: 1 g; Cholesterin: 0 mg; Natrium: 287 mg; Kohlenhydrate: 10g; Ballaststoffe: 4g; Protein: 4g

Ingwer-Ingwer-Karotten

Etiketten: Glutenfrei | Vegan | Eins
Vorbereitungszeit: 10 Minuten | Kochzeit: 25 Minuten | Portionen: 4

Zutaten:

- 3 Tassen Karotten, in 2,5 cm große Stücke geschnitten
- 1 Esslöffel natives Olivenöl extra
- 1 Teelöffel frisch geriebener Ingwer
- 2 Knoblauchzehen, gehackt
- ½ Teelöffel Salz
- 1 Esslöffel Sojasauce

Richtungen:

1. Backofen auf 400°F (ca. 204°C) vorheizen.
2. In einer großen Rührschüssel Karotten, Ingwer, Knoblauch, Olivenöl und Salz verrühren.
3. Verteilen Sie es auf einem beschichteten Backblech.
4. 20 Minuten backen, dabei ein- oder zweimal umrühren.
5. Mit der Sojasauce beträufeln und vermischen.
6. Zurück in den Ofen, weitere 5 Minuten backen und servieren.

Kalorien: 75; Gesamtfett: 4 g; Gesättigtes Fett: 1 g; Cholesterin: 0 mg;
Natrium: 609 mg; Kohlenhydrate: 10g; Ballaststoffe: 3g; Protein: 1g

Glutenfreier griechischer Salat

Etiketten: 30-Minuten | Vegan | Vegetarisch | Eins
Vorbereitungszeit: 10 Minuten, plus 10 Minuten Ruhe | Portionen: 4

Zutaten:

- 1 Esslöffel frisch gepresster Zitronensaft
- 1 Gurke, geschält und gewürfelt
- 1 rote Paprika, entkernt und gewürfelt
- ½ Tasse Kalamata-Oliven, gehackt
- ½ Tasse zerbröckelter Feta-Käse
- Salz und gemahlener schwarzer Pfeffer

Richtungen:

1. In einer großen Rührschüssel Gurke, Oliven, Feta, Paprika und Zitronensaft verrühren.
2. Mit Salz und Pfeffer würzen.
3. Vor dem Servieren 10 Minuten ruhen lassen, damit sich die Aromen vermischen können.

Tipp:

Fügen Sie für noch mehr Geschmack eine gewürfelte Tomate hinzu.

Pro Portion:

Kalorien: 87; Gesamtfett: 6 g; Gesättigtes Fett: 3 g; Cholesterin: 17 mg;
Natrium: 397 mg; Kohlenhydrate: 7g; Ballaststoffe: 2g; Protein: 4g

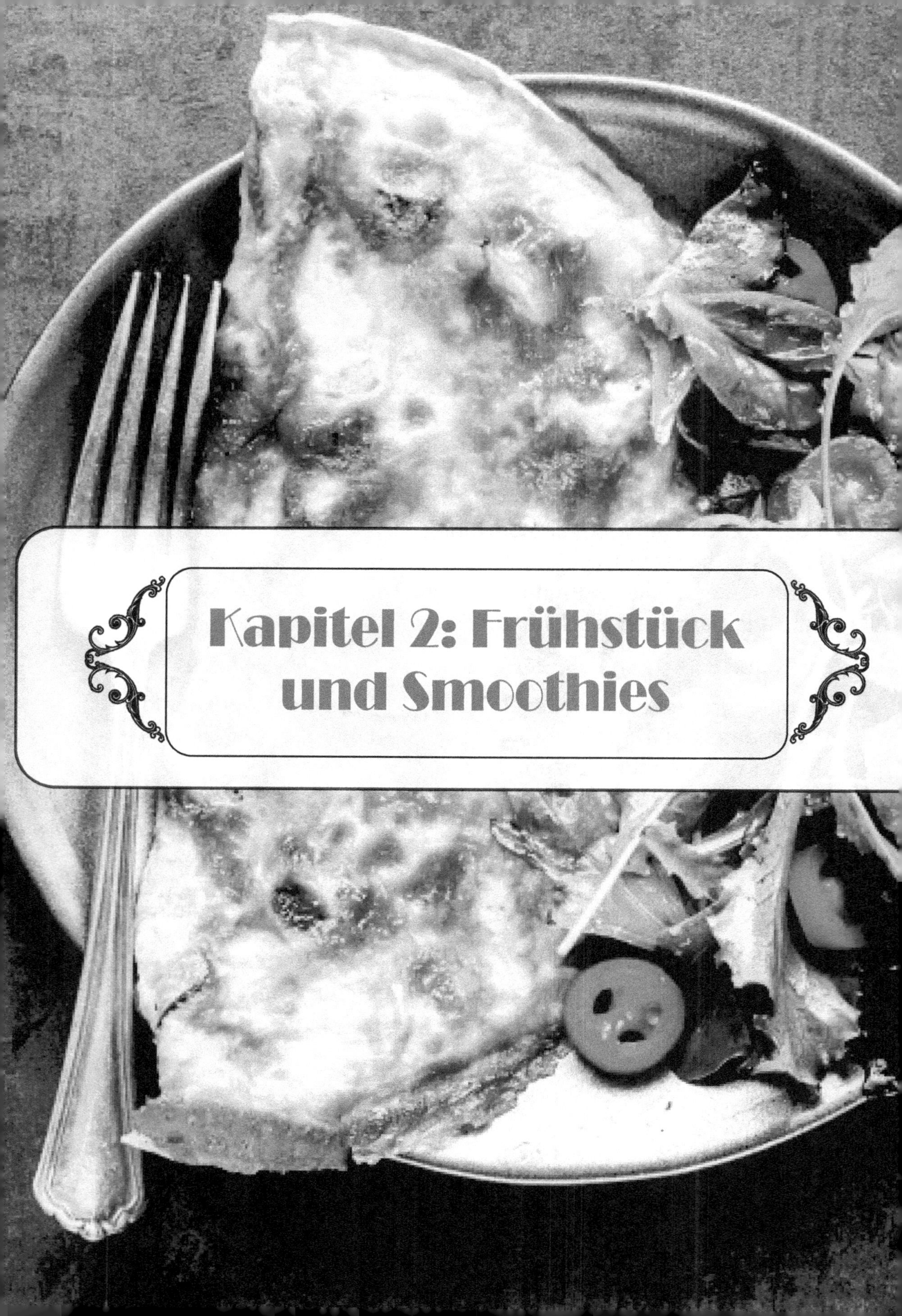

Kapitel 2: Frühstück und Smoothies

Erdbeer-Kiwi-Smoothie

Etiketten: 30-Minuten | Glutenfrei | Vegetarisch | Eins
Vorbereitungszeit: 10 Minuten | Portionen: 4

Zutaten:

- 1½ Tassen griechischer Vanillejoghurt
- 3 Tassen halbierte Erdbeeren
- 2 Kiwis, geschält
- 1 Esslöffel Honig
- 1 Tasse Milch

Richtungen:

1. In einem Mixer Erdbeeren, Kiwi, Milch, Joghurt und Honig vermischen.
2. Auf höchster Stufe mixen, bis eine glatte Masse entsteht.
3. Gleichmäßig auf vier Gläser verteilen und servieren.

Pro Portion: (ca. ¾ Tasse):

Kalorien: 168; Gesamtfett: 6 g; Gesättigtes Fett: 3 g; Cholesterin: 18 mg; Natrium: 69 mg; Kohlenhydrate: 26g; Ballaststoffe: 3g; Protein: 6g

Blätterteig-Orangen-Süßbrötchen

Etiketten: Vegetarisch | Eins
Vorbereitungszeit: 10 Minuten | Kochzeit: 30 Minuten | Portionen: 4

Zutaten:

- 1 Esslöffel ungesalzene Butter, geschmolzen, plus etwas mehr zum Bestreichen
- 2 bis 3 Teelöffel frisch gepresster Orangensaft
- 1 Blatt gefrorener Blätterteig, aufgetaut
- ½ Tasse Puderzucker (Puderzucker).
- 2 Esslöffel brauner Zucker
- Schale von 1 Orange

1. Backofen auf 425°F (ca. 215°C) vorheizen.
2. Bestreichen Sie die Innenseite und den Boden einer 20 x 20 cm großen Auflaufform aus Glas mit etwas geschmolzener Butter.
3. Den Blätterteig auf einem Schneidebrett ausbreiten und mit der geschmolzenen Butter bestreichen. Sollte der Blätterteig sehr weich werden, bestäuben Sie das Schneidebrett vor dem Auslegen mit etwas Mehl, um ein Ankleben zu verhindern.
4. Alles mit braunem Zucker und Orangenschale bestreuen und gleichmäßig auf dem Teig verteilen.
5. Rollen Sie den Teig zu einer Röhre auf, beginnend an der langen Kante.
6. In sechs Stücke schneiden, jedes etwa 2,5 cm breit. In die vorbereitete Auflaufform geben.
7. 30 Minuten backen, bis es goldbraun und durchgegart ist.
8. In einer kleinen Rührschüssel Puderzucker und Orangensaft verrühren.
9. Über die süßen Brötchen gießen und sofort genießen.

Pro Portion: (1½ Brötchen):

Kalorien: 430; Gesamtfett: 24 g; Gesättigtes Fett: 7 g; Cholesterin: 8 mg; Natrium: 163 mg; Kohlenhydrate: 49g; Ballaststoffe: 1 g; Protein: 4g

Wassermelonen-Limetten-Smoothie

Etiketten: 30-Minuten | Glutenfrei | Vegan | Vegetarisch | Eins
Vorbereitungszeit: 5 Minuten | Portionen: 4

Zutaten:

- 6 Tassen gewürfelte Wassermelone (ca. ¼ Wassermelone)
- 1 Tasse griechischer Vanillejoghurt
- Saft einer Limette (ca. ¼ Tasse)

Richtungen:

1. In einem Mixer Wassermelone, Joghurt und Limettensaft

vermischen.

2. Mixen, bis eine glatte Masse entsteht.

3. Gleichmäßig auf vier Gläser verteilen und servieren.

Tipp:

Schneiden Sie die Wassermelone vorher auf und bewahren Sie sie in einer abgedeckten Schüssel im Kühlschrank auf, sodass Sie die Zutaten einfach in den Mixer geben und pürieren können.

Pro Portion: (ca. ¾ Tasse):

Kalorien: 110; Gesamtfett: 2 g; Gesättigtes Fett: 1 g; Cholesterin: 8 mg; Natrium: 31 mg; Kohlenhydrate: 21g; Ballaststoffe: 1 g; Protein: 4g

Haferflocken-Tassenkuchen mit braunem Zucker

Etiketten: 30-Minuten | Vegetarisch | Eins
Vorbereitungszeit: 5 Minuten | Kochzeit: 2 Minuten | Portionen: 1

Zutaten:

- 2 Esslöffel Allzweckmehl
- 1 Esslöffel brauner Zucker
- 1 Esslöffel Pflanzenöl
- ¼ Teelöffel Backpulver
- 3 Esslöffel Milch
- ¼ Tasse Haferflocken

Richtungen:

1. In der Auflaufform oder Tasse Haferflocken, braunen Zucker, Backpulver, Milch, Mehl und Öl verrühren, bis alles gut vermischt und glatt ist.

2. 1 bis 1½ Minuten lang auf höchster Stufe in der Mikrowelle erhitzen, bis alles gar ist, und servieren.

Tipp:

Eine Prise Zimt ist eine schöne Ergänzung zu diesem Rezept.

Kalorien: 407; Gesamtfett: 18 g; Gesättigtes Fett: 2 g; Cholesterin: 4 mg; Natrium: 112 mg; Kohlenhydrate: 54g; Ballaststoffe: 5 g; Protein: 10g

Mini-Frittata mit Wurst, Ei und Käse

Etiketten: Gefriergeeignet | Glutenfrei | Eins
Vorbereitungszeit: 10 Minuten | Kochzeit: 20 Minuten, plus 5 Minuten zum Abkühlen | Portionen: 6

Zutaten:

- 1 Packung (8 Unzen) vorgekochte Hühnchen-Frühstückswurst
- ¾ Tasse scharfer Cheddar-Käse
- Antihaft-Kochspray
- 6 große Eier
- ⅓ Tasse Milch
- Salz und gemahlener schwarzer Pfeffer

Richtungen:

1. Backofen auf 350°F (ca. 176°C) vorheizen.
2. Sprühen Sie die Förmchen einer 12er-Muffinform mit Antihaft-Kochspray ein.
3. Die Würstchen der Länge nach halbieren und dann in ½ Zoll große Stücke schneiden. Gleichmäßig auf die Muffinförmchen verteilen.
4. In einer mittelgroßen Rührschüssel Eier, Milch, Salz und Pfeffer verquirlen, bis eine helle und schaumige Masse entsteht. In die Muffinförmchen füllen und gleichmäßig verteilen.
5. Mit Cheddar-Käse bestreuen. 15 bis 18 Minuten backen, bis es fest ist.
6. Etwa 5 Minuten abkühlen lassen, bevor Sie die Mini-Frittatas mit einem Messer lösen und herausnehmen. Sofort genießen.
7. Zum Einfrieren einzeln in Aluminiumfolie einwickeln, in einem Gefrierbeutel mit Reißverschluss aufbewahren und bis zu einem Monat einfrieren.

8. Zum Aufwärmen eine Frittata auspacken, auf einen mikrowellengeeigneten Teller legen und 1 bis 1½ Minuten lang auf höchster Stufe in der Mikrowelle erhitzen. Genießen.

Versuchen Sie, vor dem Backen etwas Brokkoli oder dünn geschnittene Frühlingszwiebeln zu den Eiern zu geben, um ihnen etwas mehr Geschmack und Nährstoffe zu verleihen.

Kalorien: 223; Gesamtfett: 17 g; Gesättigtes Fett: 6 g; Cholesterin: 287 mg; Natrium: 382 mg; Kohlenhydrate: 2g; Faser: 0g; Protein: 16g

Power-Grüner Smoothie

Etiketten: 30-Minuten | Glutenfrei | Vegetarisch | Eins
Vorbereitungszeit: 5 Minuten | Portionen: 4

- 2 grüne Äpfel, entkernt und in Stücke geschnitten
- 1 Tasse griechischer Vanillejoghurt
- 1 Banane, geschält
- 1 Tasse Babyspinat
- 1 Tasse Milch

1. In einem Mixer Äpfel, Spinat, Joghurt, Banane und Milch vermischen.
2. Auf höchster Stufe mixen, bis eine glatte Masse entsteht.
3. Gleichmäßig auf vier Gläser verteilen und servieren.

Kalorien: 149; Gesamtfett: 4 g; Gesättigtes Fett: 2 g; Cholesterin: 14 mg; Natrium: 72 mg; Kohlenhydrate: 26g; Ballaststoffe: 3g; Protein: 5g

Blaubeer- Cidre-Schnellbrot

Etiketten: Vegan | Eins

Vorbereitungszeit: 10 Minuten | Kochzeit: 1 Stunde | Ergibt: 1 Laib (8 Scheiben)

Zutaten:

- 1 (12-Unzen) Dose Apfelwein
- Antihaft-Kochspray
- 2⅔ Tassen selbstaufgehendes Mehl
- ¼ Tasse hellbrauner Zucker
- 1 Tasse Blaubeeren

Richtungen:

1. Backofen auf 375°F (ca. 190°C) vorheizen.
2. Fetten Sie eine Kastenform mit Antihaft-Kochspray ein.
3. In einer großen Rührschüssel Mehl und braunen Zucker verrühren.
4. Den Apfelwein einrühren, bis er vollständig vermischt ist. Blaubeeren unterrühren.
5. Den Teig in die vorbereitete Kastenform füllen. Klopfen Sie sanft, um es auszugleichen.
6. 60 Minuten backen, bis ein in den Laib eingeführtes Messer sauber herauskommt.
7. Abkühlen lassen, dann das Brot auf eine Platte stürzen, in Scheiben schneiden und servieren.

Tipp:

Sie können den Apfelwein durch Limonade ersetzen und dem Rezept jeweils 1 Teelöffel Vanilleextrakt und Zimt hinzufügen.

Pro Portion: (1 SCHEIBE):

Kalorien: 194; Gesamtfett: 1 g; Gesättigtes Fett: 0 g; Cholesterin: 0 mg; Natrium: 531 mg; Kohlenhydrate: 43g; Ballaststoffe: 2g; Protein: 4g

Sahne-Bananenkuchen-Smoothie

Etiketten: 30-Minuten | Vegan | Vegetarisch | Eins
Vorbereitungszeit: 5 Minuten | Portionen: 4

Zutaten:

- 4 Bananen, geschält und in Stücke gebrochen
- 4 Shortbread-Kekse oder 1 voller Graham Cracker
- 1 Tasse griechischer Vanillejoghurt
- 1 Tasse Milch

Richtungen:

1. In einem Mixer Joghurt, Bananen, Milch und Kekse vermischen.
2. Mixen, bis eine glatte Masse entsteht.
3. Gleichmäßig auf vier Gläser verteilen und servieren.

Tipp:

Ersetzen Sie den griechischen Joghurt durch normalen Vanillejoghurt.
Wenn Sie dies tun, wird der Smoothie weniger dick und der Geschmack
kann etwas süßer sein. Sie können diesen Smoothie auch durch
glutenfreie Kekse oder Cracker ersetzen, um ihn glutenfrei zu machen.

Pro Portion: (ca. ¾ Tasse):

Kalorien: 186; Gesamtfett: 5 g; Gesättigtes Fett: 3 g; Cholesterin: 14
mg; Natrium: 64 mg; Kohlenhydrate: 34g; Ballaststoffe: 3g; Protein: 5g

Frühstückssandwiches aus dem Gefrierschrank

Etiketten: Gefriergeeignet
Vorbereitungszeit: 15 Minuten | Kochzeit: 30 Minuten | Ergibt: 6
Sandwiches

Zutaten:

- 6 vorgekochte Wurstfladen, gekochter Speck oder Schinkenscheiben

- Antihaft-Kochspray
- 6 englische Muffins
- 6 amerikanische Käsescheiben
- 6 große Eier
- ⅓ Tasse Milch
- Salz und gemahlener schwarzer Pfeffer

1. Backofen auf 375°F (ca. 190°C) vorheizen.
2. Sprühen Sie eine 9 x 13 Zoll große Backform aus Glas mit Antihaft-Kochspray ein.
3. In einer mittelgroßen Rührschüssel Eier und Milch verquirlen.
4. Mit Salz und Pfeffer würzen und nochmals gründlich verrühren. In die vorbereitete Auflaufform füllen.
5. 20 Minuten backen, bis alles gar ist. Aus dem Ofen nehmen. Schneiden Sie die Eier in sechs Quadrate.
6. Die englischen Muffins öffnen und auf ein Backblech legen. Zum Toasten 8 bis 10 Minuten backen.
7. Auf die Hälfte jedes englischen Muffins ein Stück Frühstücksfleisch, ein Eierquadrat, ein Stück Käse und die Oberseite des englischen Muffins legen.
8. Wickeln Sie jedes Sandwich einzeln in Aluminiumfolie ein. Legen Sie alles in einen Gefrierbeutel mit Reißverschluss, vermerken Sie, was sich im Beutel befindet, und frieren Sie es bis zu einem Monat lang ein.
9. Zum Aufwärmen packen Sie ein Sandwich aus und legen es auf einen mit Papiertüchern ausgelegten, mikrowellengeeigneten Teller. 1½ bis 2 Minuten lang auf höchster Stufe in der Mikrowelle erhitzen, bis alles durchgeheizt ist. Werfen Sie das Papiertuch weg und genießen Sie es.

Tipp:

Anstelle von englischen Muffins können Sie auch Kekse verwenden.

Pro Portion:

Kalorien: 328; Gesamtfett: 15 g; Gesättigtes Fett: 5 g; Cholesterin: 241 mg; Natrium: 731 mg; Kohlenhydrate: 30g; Ballaststoffe: 2g; Protein: 19g

Blaubeer-Muffin-Tassenkuchen

Etiketten: 30-Minuten | Vegetarisch | Eins
Vorbereitungszeit: 5 Minuten | Kochzeit: 2 Minuten | Portionen: 1

Zutaten:

- 3 Esslöffel Allzweckmehl
- 1 Esslöffel brauner Zucker
- ¼ Teelöffel Backpulver
- 1 Esslöffel Pflanzenöl
- 1 Esslöffel Blaubeeren
- 2 Esslöffel Milch
- Prise Salz

Richtungen:

1. Mehl, Backpulver, Milch, Öl, braunen Zucker und Salz in der Auflaufform oder Tasse verrühren, bis alles gut vermischt und glatt ist.
2. Die Blaubeeren unterrühren.
3. 1 bis 1½ Minuten lang auf höchster Stufe in der Mikrowelle erhitzen, bis alles gar ist, und servieren.

Tipp:

Frische oder gefrorene Blaubeeren eignen sich für dieses Rezept ebenso wie frische oder gefrorene Himbeeren oder Brombeeren.

Pro Portion:

Kalorien: 281; Gesamtfett: 15 g; Gesättigtes Fett: 1 g; Cholesterin: 3 mg; Natrium: 105 mg; Kohlenhydrate: 35g; Ballaststoffe: 1 g; Protein: 4g

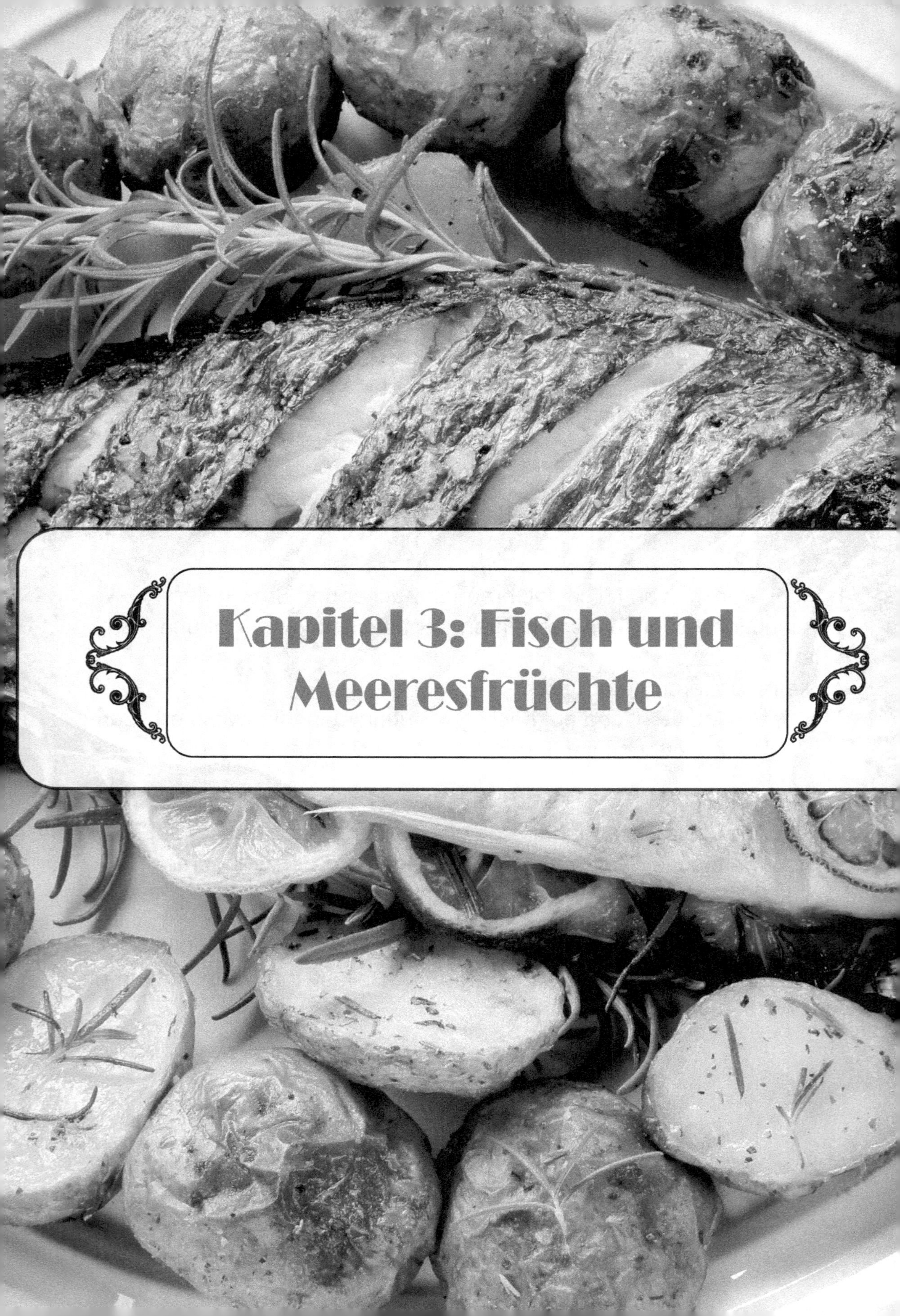

Kapitel 3: Fisch und Meeresfrüchte

Parmesan-Brokkoli- und Garnelennudeln

Vorbereitungszeit: 10 Minuten | Kochzeit: 20 Minuten | Portionen: 6

Zutaten:

- 1 (12-Unzen) Packung gefrorene Brokkoliröschen
- 1 Pfund große Garnele, geschält und entdarmt
- ¾ Tasse frisch geriebener Parmesankäse
- 2 Esslöffel natives Olivenöl extra
- 1 Pfund Penne-Nudeln
- 3 Knoblauchzehen, gehackt
- Salz und gemahlener schwarzer Pfeffer

Richtungen:

1. Einen großen Topf mit Wasser zum Kochen bringen und den Brokkoli nach Packungsanweisung kochen. Beiseite legen.
2. Kochen Sie die Penne im selben Topf gemäß den Anweisungen auf der Packung.
3. In der Zwischenzeit das Olivenöl in einer großen Pfanne bei mittlerer Hitze erhitzen.
4. Fügen Sie den Knoblauch hinzu und kochen Sie ihn etwa 1 Minute lang, bis er duftet.
5. Garnelen dazugeben und mit Salz und Pfeffer würzen.
6. 5 Minuten kochen, bis es undurchsichtig ist.
7. Lassen Sie die gekochten Nudeln gründlich abtropfen und geben Sie sie zurück in den Topf.
8. Garnelen und Knoblauch, den gekochten Brokkoli und den Parmesankäse hinzufügen. Gründlich mischen und servieren.

Tipp:

Tauchen Sie den Brokkoli mithilfe eines Metallsiebs in das kochende Wasser. Nehmen Sie es heraus, wenn es gar ist, und kochen Sie die Nudeln im gleichen Wasser.

Pro Portion:

Kalorien: 471; Gesamtfett: 11 g; Gesättigtes Fett: 3 g; Cholesterin: 126 mg; Natrium: 321 mg; Kohlenhydrate: 61g; Ballaststoffe: 4g; Protein: 32g

Pita-Pizzen mit weißen Muscheln

Vorbereitungszeit: 10 Minuten | Kochzeit: 10 Minuten | Portionen: 4

Zutaten:

- 1 Esslöffel fein gehackte frische Petersilie
- ½ Tasse (oder mehr) geriebener Mozzarella
- 1 (6,5 Unzen) Dose gehackte Muscheln, abgetropft
- 1 Esslöffel natives Olivenöl extra
- 1 Knoblauchzehe, gehackt
- 4 Fladenbrote
- Salz

Richtungen:

1. Backofen auf 375°F (ca. 190°C) vorheizen.
2. Das Fladenbrot auf einem Backblech anrichten.
3. In einer kleinen Rührschüssel Olivenöl und Knoblauch verrühren.
4. Das Fladenbrot großzügig bestreichen und darauf achten, dass alles mit Knoblauch bedeckt ist.
5. Belegen Sie jedes Fladenbrot mit einem Viertel Mozzarella und einem Viertel der Muscheln. Mit Salz.
6. 7 Minuten backen, bis der Käse geschmolzen ist.
7. Mit Petersilie bestreuen und servieren.

Tipp:

Frisch geriebener Parmesan oder Romano-Käse können dem Geschmack dieser Pizza eine zusätzliche Dimension verleihen. Probieren Sie etwas anstelle oder zusätzlich zum Mozzarella.

Pro Portion:

Kalorien: 211; Gesamtfett: 8 g; Gesättigtes Fett: 3 g; Cholesterin: 40 mg; Natrium: 285 mg; Kohlenhydrate: 18g; Ballaststoffe: 2g; Protein: 17g

Fischtacos

Etiketten: 30-Minuten | Glutenfrei | Eins
Vorbereitungszeit: 5 Minuten | Kochzeit: 20 Minuten | Portionen: 4

Zutaten:

- 4 (4 Unzen) dünne weiße Fischfilets, z. B. Flunder oder Tilapia
- 1 Packung (12 Stück) kleine weiße Maistortillas
- 1 Avocado, entkernt, geschält und in Scheiben geschnitten
- 1 Limette, in Spalten geschnitten, zum Servieren
- 2 Esslöffel natives Olivenöl extra
- ¼ rote Zwiebel, in dünne Scheiben geschnitten
- Salz und gemahlener schwarzer Pfeffer

Richtungen:

1. Die Fischfilets mit Salz und Pfeffer würzen.
2. In einer großen beschichteten Pfanne bei mittlerer Hitze das Olivenöl erhitzen.
3. Fügen Sie die Fischfilets hinzu und achten Sie darauf, dass die Pfanne nicht zu voll wird.
4. Kochen, dabei einmal wenden, bis der Fisch undurchsichtig und stellenweise leicht gebräunt ist, insgesamt 7 Minuten.
5. Auf einen Teller geben. Bei Bedarf wiederholen, bis der gesamte Fisch gar ist.
6. Erwärmen Sie die Tortillas gemäß den Anweisungen auf der Packung.
7. Zum Zusammenstellen den Fisch gleichmäßig auf die Tortillas verteilen.
8. Jeweils mit Avocado und roten Zwiebeln belegen und mit einer Limettenscheibe servieren.

Pro Portion:

Kalorien: 250; Gesamtfett: 11 g; Gesättigtes Fett: 2 g; Cholesterin: 57 mg; Natrium: 73 mg; Kohlenhydrate: 14g; Ballaststoffe: 4g; Protein: 25g

Limette-Honig-Ingwer-Lachs

 30-Minuten | Glutenfrei | Eins
Vorbereitungszeit: 5 Minuten | Kochzeit: 20 Minuten | Portionen: 4

Zutaten:

- 1 Esslöffel frisch gepresster Limettensaft
- 1 Teelöffel frisch geriebener Ingwer
- 1 (1 Pfund) Lachsfilet
- 1 Esslöffel Honig
- Salz und gemahlener schwarzer Pfeffer

Richtungen:

1. Backofen auf 400°F (ca. 204°C) vorheizen.
2. Ein Backblech mit Alufolie auslegen.
3. Den Lachs auf das Backblech legen. In einer kleinen Rührschüssel Honig, Limettensaft und Ingwer verrühren.
4. Die Hälfte der Mischung auf den Lachs streichen. Mit Salz und Pfeffer würzen.
5. Den Lachs 15 Minuten backen, bis er gerade noch undurchsichtig ist.
6. Aus dem Ofen nehmen und mit der restlichen Honig-Limetten-Ingwer-Mischung bestreichen.
7. Zurück in den Ofen und weitere 5 Minuten garen, bis es gabelzart ist.
8. In vier Stücke schneiden und servieren.

Pro Portion:

Kalorien: 179; Gesamtfett: 7 g; Gesättigtes Fett: 1 g; Cholesterin: 62 mg; Natrium: 50 mg; Kohlenhydrate: 5g; Faser: 0g; Protein: 23g

Mit Krabben gefüllte Portobello-Pilze

Etiketten: Glutenfrei | Eins
Vorbereitungszeit: 15 Minuten | Kochzeit: 30 Minuten | Portionen: 4

Zutaten:

- 4 große Portobello-Pilze, entstielt und fein gehackt
- 8 Unzen Krabbenfleischklumpen, gepflückt
- ½ Tasse frisch geriebener Romano-Käse
- 1 Schalotte, fein gehackt
- 1 großes Ei
- Salz und gemahlener schwarzer Pfeffer
- Zitronenschnitze zum Servieren (optional)

Richtungen:

1. Backofen auf 375°F (ca. 190°C) vorheizen.
2. Ein Backblech mit Alufolie auslegen.
3. In einer mittelgroßen Rührschüssel mit einem Metalllöffel die Kiemen von den Pilzen abkratzen und entsorgen.
4. Legen Sie die Pilzkappen mit der offenen Seite nach oben auf das Backblech.
5. In der Rührschüssel gut umrühren, um Krabbenfleisch, Schalotte und Ei gründlich zu vermischen. Den Romano-Käse unterrühren und mit Salz und Pfeffer würzen.
6. Verteilen Sie die Krabbenmischung gleichmäßig auf die Portobello-Pilzkappen und drücken Sie sie beim Einlöffeln nach unten.
7. 30 Minuten backen, bis die Füllung oben zu bräunen beginnt.
8. Heiß mit Zitronenschnitzen servieren (falls verwendet).

Pro Portion:

Kalorien: 150; Gesamtfett: 6 g; Gesättigtes Fett: 3 g; Cholesterin: 94 mg; Natrium: 814 mg; Kohlenhydrate: 5g; Ballaststoffe: 1 g; Protein: 19g

Linguine mit Knoblauch-Zitronen-Muschelsauce

Etiketten: 30-Minuten | Gefriergeeignet
Vorbereitungszeit: 5 Minuten | Kochzeit: 15 Minuten | Portionen: 6

Zutaten:

- 1 Dose gehackte Muscheln in Muschelsaft
- ¼ Tasse frisch gepresster Zitronensaft
- ⅓ Tasse gehackte frische Petersilie
- ¼ Tasse natives Olivenöl extra
- 4 Knoblauchzehen, gehackt
- 1 Pfund Linguine
- Salz und gemahlener schwarzer Pfeffer

Richtungen:

1. Einen großen Topf Wasser zum Kochen bringen.
2. Kochen Sie die Linguine nach Packungsanweisung.
3. In der Zwischenzeit das Olivenöl in einer großen Pfanne bei mittlerer Hitze erhitzen.
4. Fügen Sie den Knoblauch hinzu und kochen Sie ihn unter Rühren 1 bis 2 Minuten lang, bis er duftet. Die Muscheln und ihren Saft dazugeben und weiterrühren. 3 Minuten kochen lassen. Vom Herd nehmen.
5. Geben Sie die abgetropften Nudeln wieder in den Nudeltopf und gießen Sie die Muschelmischung darüber. Gut umrühren.
6. Mit Zitronensaft beträufeln und erneut vermischen. Petersilie unterrühren. Abschmecken, mit Salz und Pfeffer würzen und servieren.
7. Reste bis zu 4 Tage in einem luftdichten Behälter im Kühlschrank aufbewahren. In einer mikrowellengeeigneten Schüssel 2 Minuten lang auf höchster Stufe erhitzen. Zum Einfrieren einzelne Portionen in gefriergeeigneten Behältern bis zu 4 Monate im Gefrierschrank aufbewahren. Über Nacht im Kühlschrank auftauen lassen. Zum Aufwärmen in eine mikrowellengeeignete Schüssel geben und 3

Minuten lang auf höchster Stufe in der Mikrowelle erhitzen, bis es durchgewärmt ist.

Kalorien: 408; Gesamtfett: 11 g; Gesättigtes Fett: 2 g; Cholesterin: 19 mg; Natrium: 39 mg; Kohlenhydrate: 60g; Ballaststoffe: 3g; Protein: 17g

Wrap mit Avocado und geräuchertem Lachs

Etiketten: 30-Minuten | Vegan | Eins
Vorbereitungszeit: 10 Minuten | Portionen: 1

Zutaten:

- 3 Unzen geschnittener Räucherlachs
- 4 oder 5 dünne Gurkenscheiben
- 1 oder 2 dünne rote Zwiebelscheiben
- ½ Avocado, in Scheiben geschnitten
- 1 Tortilla

Richtungen:

1. Legen Sie die Tortilla auf ein Schneidebrett.
2. Legen Sie den Räucherlachs in die Mitte, gefolgt von den Avocado-, Gurken- und roten Zwiebelscheiben.
3. Falten Sie die Enden des Wraps nach innen und rollen Sie ihn dann zum Verschließen auf.
4. Halbieren und genießen.

Pro Portion:

Kalorien: 374; Gesamtfett: 18 g; Gesättigtes Fett: 3 g; Cholesterin: 19 mg; Natrium: 959 mg; Kohlenhydrate: 34g; Ballaststoffe: 7 g; Protein: 21g

Petersilien-Knoblauch-Garnelen

Etiketten: 30-Minuten | Glutenfrei | Eins
Vorbereitungszeit: 10 Minuten | Kochzeit: 10 Minuten | Portionen: 4

Zutaten:

- 1 Pfund rohe große Garnelen, geschält und entdarmt
- 2 Esslöffel fein gehackte frische Petersilie
- 2 Esslöffel natives Olivenöl extra
- 3 Knoblauchzehen, gehackt
- Salz und gemahlener schwarzer Pfeffer

Richtungen:

1. Eine große Pfanne bei mittlerer Hitze erhitzen.
2. Schwenken Sie das Olivenöl in der Pfanne.
3. Garnelen und Knoblauch hinzufügen und mit Salz und Pfeffer würzen.
4. Kochen, dabei einmal wenden, bis die Garnelen undurchsichtig sind, etwa 3 Minuten pro Seite.
5. Vom Herd nehmen und die Garnelen in eine Servierschüssel geben.
6. Mit Petersilie bestreuen und servieren.

Tipp:

Für noch mehr Schwung geben Sie ein oder zwei Prisen zerkleinerten roten Pfeffer in die Pfanne, während die Garnelen kochen.

Pro Portion:

Kalorien: 184; Gesamtfett: 9 g; Gesättigtes Fett: 1 g; Cholesterin: 172 mg; Natrium: 169 mg; Kohlenhydrate: 2g; Faser: 0g; Protein: 23g

Lachs und Avocado mit eingelegten Radieschen

Etiketten: 30-Minuten | Glutenfrei
Vorbereitungszeit: 10 Minuten | Kochzeit: 20 Minuten | Portionen: 4

- 6 Teelöffel gewürzter Reisessig, geteilt
- 1 Pfund Lachs, in 4 (4 Unzen) Filets geschnitten
- 2 Avocados, geschält, entkernt und in dünne Scheiben geschnitten
- ½ Tasse (ca. 5) dünn geschnittene Radieschen
- ¼ Tasse Teriyaki-Sauce
- 4 Tassen gekochter Reis
- Salz und gemahlener schwarzer Pfeffer

Richtungen:

1. Backofen auf 400°F (ca. 204°C) vorheizen.
2. In einer kleinen Rührschüssel die Radieschen und 2 Teelöffel Reisessig verrühren.
3. Leicht mit Salz würzen. Unter mehrmaligem Rühren mindestens 20 Minuten ruhen lassen.
4. In der Zwischenzeit die Lachsfilets auf einem Backblech anrichten. Großzügig mit Salz und Pfeffer würzen.
5. 12 Minuten backen, bis es undurchsichtig ist.
6. Aus dem Ofen nehmen und gründlich mit der Teriyaki-Sauce bestreichen. Zurück in den Ofen und weitere 6 Minuten garen, bis alles gar ist.
7. Den Reis gleichmäßig auf vier Schüsseln verteilen. Jeweils 1 Teelöffel des restlichen Reisessigs darüberträufeln und mit Salz abschmecken.
8. Mit einem Viertel der Avocado und einem Viertel der eingelegten Radieschen belegen.
9. Die Lachsfilets mit einer Gabel einzeln in Stücke schneiden, den Lachs von jedem Filet in eine der vorbereiteten Reisschüsseln geben und servieren.

Pro Portion:

Kalorien: 489; Gesamtfett: 18 g; Gesättigtes Fett: 3 g; Cholesterin: 62 mg; Natrium: 754 mg; Kohlenhydrate: 50g; Ballaststoffe: 6g; Protein: 30g

Asiago-Thunfisch mit Pankokruste

Etiketten: 30-Minuten | Eins
Vorbereitungszeit: 5 Minuten | Kochzeit: 5 Minuten | Portionen: 4

Zutaten:

- 1 Esslöffel ungesalzene Butter, geschmolzen
- ¼ Tasse geriebener Asiago-Käse
- ¼ Tasse Panko-Semmelbrösel
- ¼ Teelöffel geräuchertes Paprikapulver
- Salz und gemahlener schwarzer Pfeffer
- 4 (4 Unzen) Thunfischfilets

Richtungen:

1. Stellen Sie den Ofenrost oben in den Ofen und heizen Sie den Grill vor.
2. In einer kleinen Rührschüssel die geschmolzene Butter, Panko, Asiago und Paprika verrühren. Mit Salz und Pfeffer würzen und beiseite stellen.
3. Die Thunfischfilets rundum großzügig mit Salz und Pfeffer würzen.
4. Erhitzen Sie eine große, ofenfeste, beschichtete Pfanne bei starker Hitze, bis sie heiß ist. Den Thunfisch auf jeder Seite 1½ Minuten anbraten, dabei einmal wenden.
5. Den Thunfisch mit der Panko-Mischung belegen und auf die Filets drücken.
6. 3 Minuten braten, bis der Belag braun wird.
7. Aus dem Ofen nehmen, die Thunfischfilets sofort auf Teller verteilen (sonst kochen sie weiter) und servieren.

Pro Portion:

Kalorien: 200; Gesamtfett: 6 g; Gesättigtes Fett: 3 g; Cholesterin: 63 mg; Natrium: 207 mg; Kohlenhydrate: 5g; Faser: 0g; Protein: 30g

Kapitel 4: Schweine- und Rindfleisch

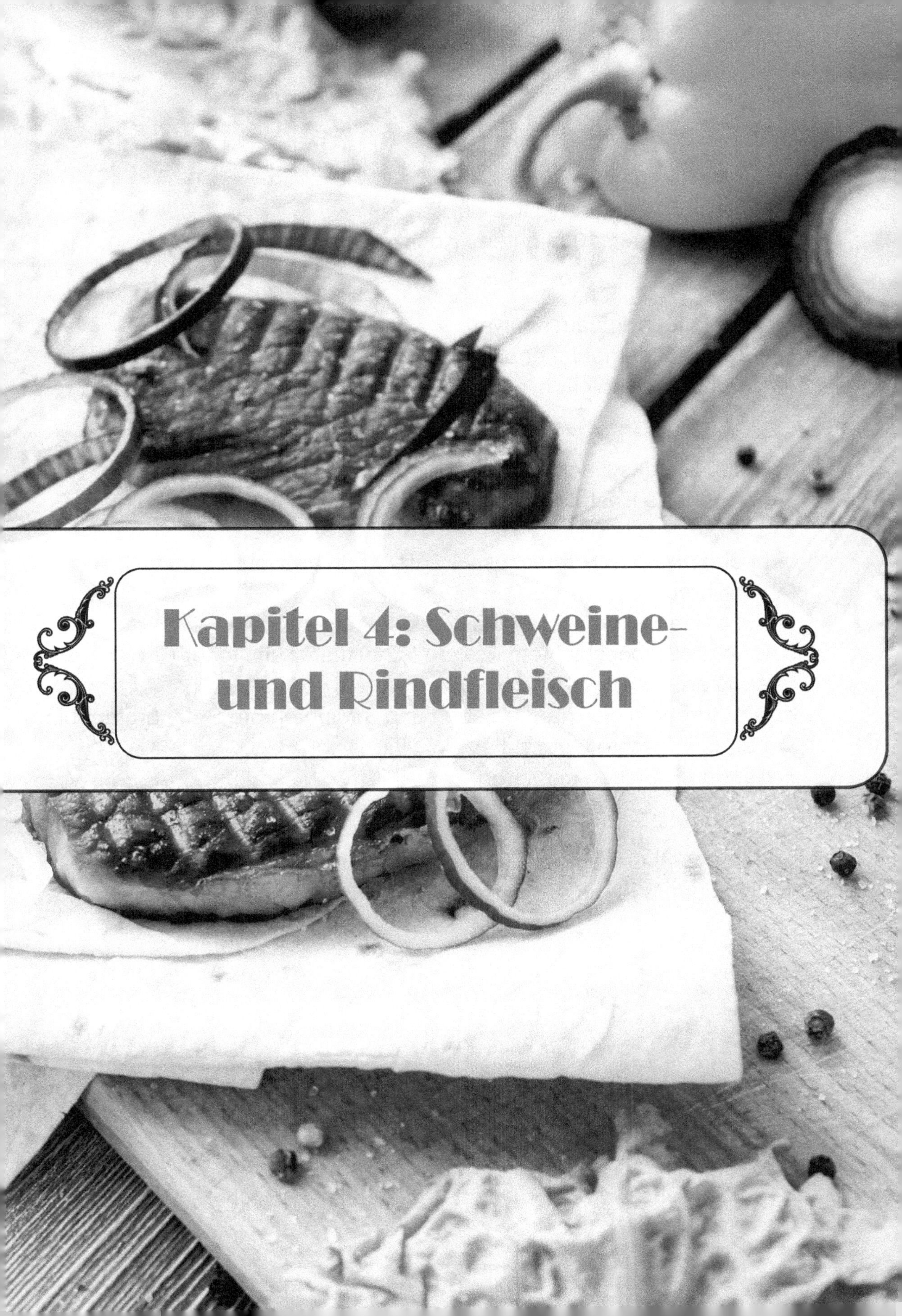

Pfannenburger

 30-Minuten | Glutenfrei | Eins

Vorbereitungszeit: 10 Minuten | Kochzeit: 20 Minuten | Portionen: 4

Zutaten:

- ¼ Teelöffel Knoblauchpulver
- ⅛ Teelöffel gemahlener schwarzer Pfeffer
- 4 Hamburgerbrötchen
- 1 Pfund Hackfleisch
- ½ Teelöffel Salz

Richtungen:

1. Teilen Sie das Hackfleisch in vier gleiche Portionen.
2. Formen Sie Pastetchen mit einer Dicke von jeweils etwa ¼ bis ½ Zoll.
3. In einer kleinen Rührschüssel Salz, Knoblauchpulver und Pfeffer verrühren.
4. Auf beide Seiten aller Patties gleichmäßig streuen.
5. Eine große beschichtete Pfanne bei mittlerer bis hoher Hitze erhitzen.
6. Die Burger in die Pfanne geben und 8 Minuten pro Seite braten, bis der gewünschte Gargrad erreicht ist.
7. Auf den Brötchen servieren.

Pro Portion:

Kalorien: 298; Gesamtfett: 15 g; Gesättigtes Fett: 6 g; Cholesterin: 71 mg; Natrium: 376 mg; Kohlenhydrate: 15g; Ballaststoffe: 1 g; Protein: 24g

Blechpaprika und Wurst

 Glutenfrei | Eins

Vorbereitungszeit: 10 Minuten | Kochzeit: 30 Minuten | Portionen: 4

Zutaten:

- 1 mittelgroße Zwiebel, halbiert und in dünne Scheiben geschnitten

- 1 Pfund süße italienische Wurststücke
- 1 grüne Paprika, in dünne Scheiben geschnitten
- 1 rote Paprika, in dünne Scheiben geschnitten
- 1 Esslöffel natives Olivenöl extra
- Salz und gemahlener schwarzer Pfeffer

1. Backofen auf 425°F (ca. 215°C) vorheizen.
2. Ein Backblech mit Backpapier oder Aluminiumfolie auslegen.
3. Legen Sie die Wurststücke an den Rand des Backblechs (auf das Backpapier) und stapeln Sie die Zwiebeln und Paprika in der Mitte.
4. Mit Olivenöl beträufeln und mit Salz und Pfeffer würzen.
5. 30 Minuten backen, dabei ein- oder zweimal umrühren, bis die Wurst gar ist, und servieren.

Pro Portion:

Kalorien: 400; Gesamtfett: 34 g; Gesättigtes Fett: 10 g; Cholesterin: 82 mg; Natrium: 724 mg; Kohlenhydrate: 6g; Ballaststoffe: 2g; Protein: 18g

Pulled Pork vom Slow Cooker vom Grill

Etiketten: Gefriergeeignet | Glutenfrei | Eins
Vorbereitungszeit: 10 Minuten | Kochzeit: 10 Stunden | Portionen: 6

Zutaten:

- 2 bis 3 Pfund Schweinelende ohne Knochen
- 1 (6 Unzen) Dose Tomatenmark
- ¼ Tasse brauner Zucker
- 2 Esslöffel Melasse
- 1 bis 1½ Teelöffel Salz
- ½ Teelöffel gemahlener schwarzer Pfeffer
- ⅓ Tasse Wasser

Richtungen:

1. Legen Sie die Schweinelende in den Slow Cooker.
2. In einer mittelgroßen Rührschüssel Tomatenmark, braunen Zucker, Melasse, Wasser, Salz und Pfeffer verrühren.
3. Abschmecken und nachwürzen. Über das Schweinefleisch gießen.

4. Decken Sie den Slow Cooker ab und kochen Sie ihn 10 Stunden lang auf niedriger Stufe, bis das Schweinefleisch zart auseinanderfällt.
5. Zerkleinern Sie das Schweinefleisch im Slow Cooker mit zwei Gabeln, rühren Sie die Stücke in die Sauce und servieren Sie es.
6. Reste bis zu 5 Tage im Kühlschrank aufbewahren oder in einem luftdichten Behälter oder Gefrierbeutel mit Reißverschluss bis zu 4 Monate einfrieren.
7. Zum Aufwärmen vollständig auftauen und 3 Minuten lang auf höchster Stufe in der Mikrowelle erhitzen, bis alles vollständig erhitzt ist.

Pro Portion:

Kalorien: 258; Gesamtfett: 5 g; Gesättigtes Fett: 2 g; Cholesterin: 98 mg; Natrium: 499 mg; Kohlenhydrate: 19g; Ballaststoffe: 1 g; Protein: 32g

Barbecue-Roastbeef-Wrap

Etiketten: 30-Minuten | Vegan | Eins
Vorbereitungszeit: 10 Minuten | Portionen: 2

Zutaten:

- 2 Esslöffel geriebener Cheddar-Käse
- 2 Esslöffel Barbecuesauce
- ¼ Pfund Feinkost-Roastbeef-Scheiben
- 1 Pflaumentomate, in Scheiben geschnitten
- 2 Tortilla-Wraps

Richtungen:

1. Legen Sie die Wraps auf ein Schneidebrett.
2. Roastbeef, Tomaten und Cheddar auf einem Wrap anrichten. Sie sollten vom Rand des Wickels bis zur Mitte geschichtet werden.
3. Lassen Sie eine Seite des Wraps frei. Die belegte Seite mit Barbecuesauce beträufeln.
4. Falten Sie das offene Ende des Wraps über den Belag, rollen Sie

ihn dann zu einem Zylinder und servieren Sie ihn.

Verwenden Sie glutenfreie Tortilla-Wraps, um diese Mahlzeit glutenfrei zu machen.

Kalorien: 320; Gesamtfett: 12 g; Gesättigtes Fett: 5 g; Cholesterin: 55 mg; Natrium: 495 mg; Kohlenhydrate: 30g; Ballaststoffe: 2g; Protein: 21g

Bratapfel-, Schinken- und Käse-Slider

Etiketten: 30-Minuten | Eins
Vorbereitungszeit: 10 Minuten | Kochzeit: 15 Minuten | Portionen: 4

Zutaten:

- 12 hawaiianische Süßbrötchen oder kleine Clubbrötchen, aufgeschnitten
- ¼ Pfund Feinkost-Provolone-Scheiben
- ¼ Pfund Feinkostschinkenscheiben
- 1 süßer, knackiger Apfel, in dünne Scheiben geschnitten
- 1 Esslöffel ungesalzene Butter, geschmolzen
- Antihaft-Kochspray
- Salz

Richtungen:

1. Backofen auf 375°F (ca. 190°C) vorheizen.
2. Sprühen Sie eine 9 x 13 Zoll große Backform aus Glas mit Antihaft-Kochspray ein.
3. Legen Sie die unteren Hälften der Brötchen in die Auflaufform, legen Sie den Schinken darauf und drapieren Sie ihn so, dass er die Brötchen bedeckt.
4. Die Apfelscheiben leicht überlappend darauflegen, gefolgt vom Provolone und den Oberseiten der Brötchen. Die Brötchen mit der Butter bestreichen und mit Salz bestreuen.

5. 15 Minuten backen, bis der Käse geschmolzen und die Sandwiches
   durchgewärmt sind.
6. Vor dem Servieren etwas abkühlen lassen.

Kalorien: 412; Gesamtfett: 23 g; Gesättigtes Fett: 13 g; Cholesterin: 63
mg; Natrium: 1.023 mg; Kohlenhydrate: 27g; Ballaststoffe: 3g; Protein:
25g

Knoblauch-Rosmarin-Schweinefilet

Etiketten: Glutenfrei | Eins
Vorbereitungszeit: 10 Minuten | Kochzeit: 35 Minuten, plus 15 Minuten
zum Ruhen | Portionen: 6

Zutaten:

- 1 Schweinefilet ohne Knochen (insgesamt 1½ Pfund)
- 2 Knoblauchzehen, in dünne Scheiben geschnitten
- 1 Teelöffel getrockneter Rosmarin
- ¼ Teelöffel gemahlener schwarzer Pfeffer
- 1 Teelöffel Salz

Richtungen:

1. Backofen auf 425°F (ca. 215°C) vorheizen. Der Ofenrost sollte sich
   in der Mitte des Ofens befinden.
2. Legen Sie ein antihaftbeschichtetes Backblech in den vorheizenden
   Ofen.
3. Schneiden Sie das Filet auf einem Schneidebrett zur Hälfte in 6
   etwa gleich dicke Scheiben. Die Knoblauchscheiben in die Schnitte
   drücken.
4. In einer kleinen Rührschüssel Salz, Rosmarin und Pfeffer verrühren.
   Reiben Sie das gesamte Filet ein, auch in die Schnittflächen hinein.
5. Das Filet auf die heiße Pfanne legen und 35 Minuten braten.
6. Das Filet aus dem Ofen nehmen und 15 Minuten ruhen lassen.
7. In dünne Scheiben schneiden und servieren.

Pro Portion:

Kalorien: 137; Gesamtfett: 4 g; Gesättigtes Fett: 1 g; Cholesterin: 74 mg; Natrium: 447 mg; Kohlenhydrate: 0g; Faser: 0g; Protein: 23g

Im Ofen geröstete panierte Schweinekoteletts

Etiketten: 30-Minuten | Eins

Vorbereitungszeit: 5 Minuten | Kochzeit: 25 Minuten | Portionen: 4

Zutaten:

- 4 Schweinekoteletts ohne Knochen (insgesamt 1½ Pfund)
- 2 Esslöffel geriebener Parmesankäse
- ¼ Tasse gewürzte Semmelbrösel
- ¼ Teelöffel geräuchertes Paprikapulver
- ½ Teelöffel Salz

Richtungen:

1. Backofen auf 425°F (ca. 215°C) vorheizen.
2. Ein Backblech mit Backpapier oder Aluminiumfolie auslegen. Legen Sie einen Grillrost aus Metall über das Pergamentpapier.
3. Semmelbrösel, Parmesan, Salz und Paprika in einem Beutel mit Reißverschluss vermischen. Zum Mischen schütteln.
4. Geben Sie die Schweinekoteletts in den Beutel und schütteln Sie sie gründlich, um sie zu bedecken. Auf den Grillrost legen.
5. Streuen Sie eine zusätzliche Prise Semmelbröselmischung auf jedes Schweinekotelett.
6. 25 Minuten rösten, bis es gar ist, und servieren.

Pro Portion:

Kalorien: 247; Gesamtfett: 8 g; Gesättigtes Fett: 3 g; Cholesterin: 84 mg; Natrium: 763 mg; Kohlenhydrate: 5g; Faser: 0g; Protein: 38g

Fleischbällchen Marinara

Etiketten: 30-Minuten | Gefriergeeignet | Eins
Vorbereitungszeit: 10 Minuten | Kochzeit: 20 Minuten | Portionen: 4

Zutaten:

- ¾ Tasse gewürzte Semmelbrösel
- 1 Pfund Hackfleisch
- 1 Teelöffel Knoblauchpulver
- 2 Tassen Marinara-Sauce
- ¼ Teelöffel gemahlener schwarzer Pfeffer
- ½ Esslöffel natives Olivenöl extra
- 1 großes Ei
- 1 Teelöffel Salz

Richtungen:

1. In einer großen Rührschüssel Rinderhackfleisch, Ei, Knoblauchpulver, Semmelbrösel, Salz und Pfeffer verrühren.
2. Von Hand kneten, um die Zutaten vollständig zu vermischen. Zu 2,5 cm großen Kugeln rollen.
3. In einer großen Pfanne bei mittlerer Hitze das Olivenöl erhitzen.
4. Die Fleischbällchen hinzufügen und von allen Seiten anbraten, insgesamt etwa 5 Minuten.
5. Die Marinara-Sauce über die Fleischbällchen gießen. Abdecken, Hitze auf mittlere bis niedrige Stufe reduzieren und 15 Minuten köcheln lassen. Aufschlag.
6. Zum Einfrieren bis zu 4 Monate in Plastikbehältern oder Gefrierbeuteln mit Reißverschluss aufbewahren.
7. Über Nacht im Kühlschrank auftauen lassen und 2 Minuten lang in der Mikrowelle erwärmen.

Tipp:

Versuchen Sie, statt Knoblauchpulver eine gehackte Knoblauchzehe zu den Fleischbällchen zu geben, um einen pikanteren Geschmack zu erzielen. Nachdem die Fleischbällchen gebräunt sind, in die Pfanne geben und 1 Minute lang umrühren. Sie können dieses Gericht auch durch glutenfreie Semmelbrösel ersetzen, um dieses Gericht glutenfrei zu machen.

Pro Portion:

Kalorien: 326; Gesamtfett: 19 g; Gesättigtes Fett: 7 g; Cholesterin: 123 mg; Natrium: 654 mg; Kohlenhydrate: 14g; Faser: 0g; Protein: 26g

Ingwer-Knoblauch-Schweinefleischpfanne

Etiketten: 30-Minuten | Glutenfrei | Eins

Vorbereitungszeit: 10 Minuten | Kochzeit: 10 Minuten | Portionen: 4

Zutaten:

- 2 Esslöffel Sojasauce oder Tamari (bei Bedarf glutenfrei)
- 1 Pfund Schweinekoteletts ohne Knochen, in dünne Streifen geschnitten
- 2 Esslöffel natives Olivenöl extra
- 4 Knoblauchzehen, gehackt
- 1 Esslöffel frisch geriebener Ingwer
- 2 Tassen frischer Brokkoli, gehackt

Richtungen:

1. In einer großen Pfanne bei mittlerer Hitze das Olivenöl erhitzen.
2. Den Ingwer und den Knoblauch dazugeben und unter Rühren etwa 1 Minute lang kochen, bis es duftet.
3. Fügen Sie das Schweinefleisch und den Brokkoli hinzu und kochen Sie es unter gelegentlichem Rühren 7 Minuten lang, bis keine sichtbare rosa Farbe mehr auf dem Schweinefleisch zu sehen ist.
4. Mit der Sojasauce beträufeln.
5. Weitere 3 Minuten kochen, bis der Brokkoli knusprig und zart ist und die Flüssigkeitsmenge in der Pfanne etwa auf die Hälfte reduziert ist, und servieren.

Tipp:

Sie können den Brokkoli durch grüne Bohnen ersetzen. Schneiden Sie sie in mundgerechte Stücke, bevor Sie sie in die Pfanne geben.

Pro Portion:

Kalorien: 225; Gesamtfett: 12 g; Gesättigtes Fett: 3 g; Cholesterin: 54 mg; Natrium: 775 mg; Kohlenhydrate: 5g; Ballaststoffe: 1 g; Protein: 27g

Steak-Tacos

Etiketten: 30-Minuten | Glutenfrei | Eins
Vorbereitungszeit: 5 Minuten | Kochzeit: 25 Minuten | Portionen: 4

Zutaten:

- 1 Packung kleine Maistortillas, erhitzt gemäß den Anweisungen in der Packung
- 1 Avocado, geschält, entkernt und in Stücke geschnitten
- 1 Pfund Lendensteaks, vorzugsweise dünn geschnitten
- 1 rote Zwiebel, halbiert und in dünne Scheiben geschnitten
- 1 Esslöffel natives Olivenöl extra
- Salz und gemahlener schwarzer Pfeffer

Richtungen:

1. Backofen auf 400°F (ca. 204°C) vorheizen.
2. Die Zwiebelscheiben auf einem beschichteten Backblech anordnen und mit Olivenöl beträufeln.
3. Mit Salz und Pfeffer würzen und 10 Minuten rösten.
4. In der Zwischenzeit die Lendensteaks von beiden Seiten mit Salz und Pfeffer würzen.
5. Nach 10 Minuten die Zwiebeln umrühren und dann an die Enden des Backblechs schieben.
6. Legen Sie die Steaks in die Mitte, sodass sie sich nicht berühren. 5 Minuten rösten. Umdrehen und weitere 10 Minuten rösten, bis der gewünschte Gargrad erreicht ist.
7. Das Lendensteak in dünne Streifen schneiden.
8. Die Maistortillas mit Steak, Zwiebeln und Avocado füllen und servieren.

Pro Portion:

Kalorien: 360; Gesamtfett: 22 g; Gesättigtes Fett: 6 g; Cholesterin: 46 mg; Natrium: 80 mg; Kohlenhydrate: 15g; Ballaststoffe: 4 g; Protein: 26g

Kapitel 5: Huhn und Truthahn

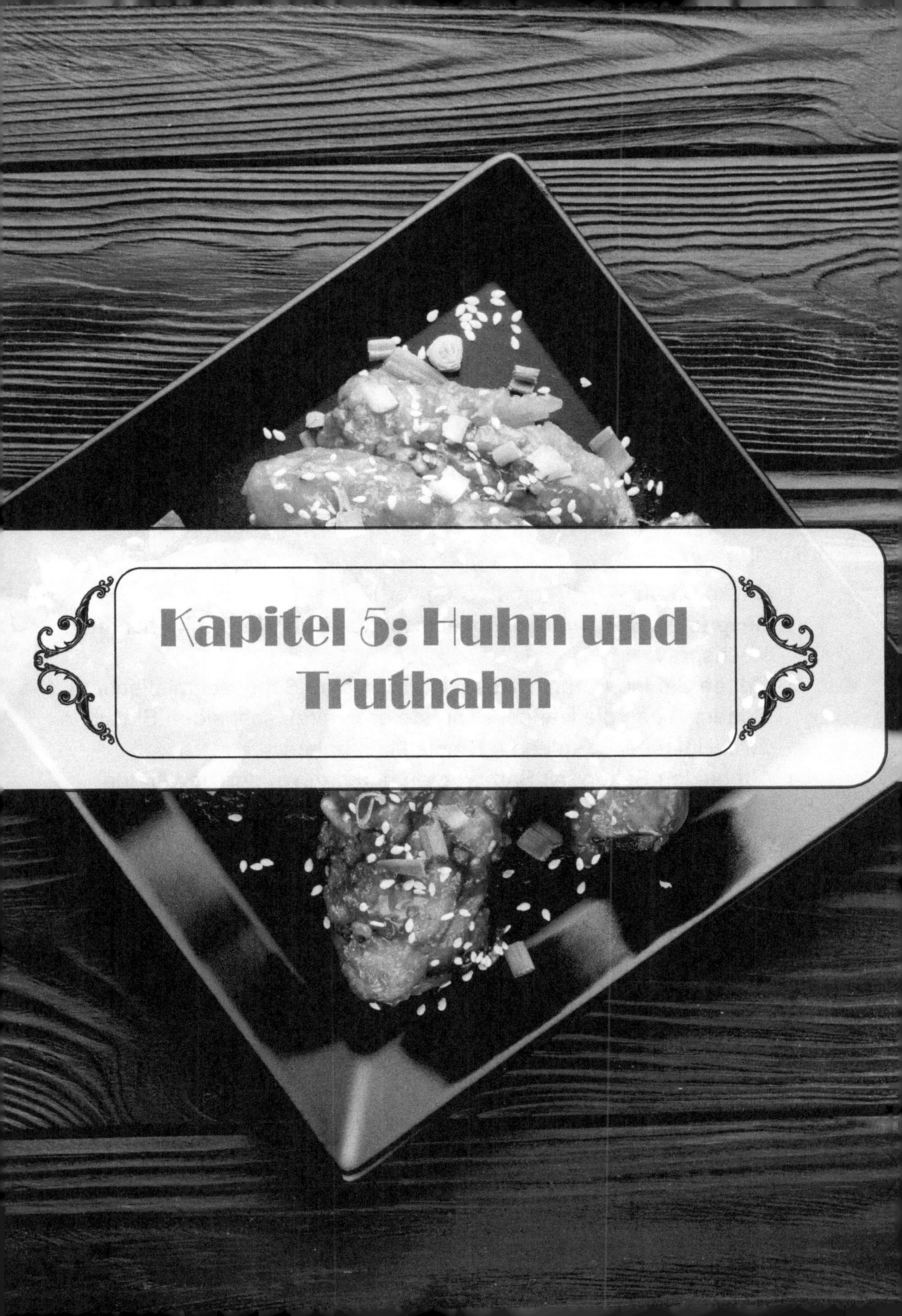

Hühnchen-Cordon-Bleu-Sandwiches

Vorbereitungszeit: 10 Minuten | Kochzeit: 25 Minuten | Portionen: 4

Zutaten:

- 1 Pfund dünn geschnittene Hähnchenbrust
- ¼ Tasse gewürzte Semmelbrösel
- 4 Deli-Provolone-Käsescheiben
- 4 Feinkostschinkenscheiben
- 4 Rollen, aufgeschnitten
- Antihaft-Kochspray
- Salz

Richtungen:

1. Backofen auf 425°F (ca. 215°C) vorheizen.
2. Besprühen Sie ein antihaftbeschichtetes Backblech mit Antihaft-Kochspray.
3. Geben Sie die Semmelbrösel in eine kleine Schüssel mit flachem Boden. Wenn die Hähnchenbrüste groß sind, schneiden Sie sie in zwei Hälften. Sie sollten 4 Bruststücke haben.
4. Auf beiden Seiten mit Salz würzen und dann in den gewürzten Semmelbröseln wälzen.
5. Auf das Backblech legen und zusätzlich mit Antihaft-Kochspray einsprühen.
6. 20 Minuten backen. Belegen Sie jedes Hähnchenstück mit einer Scheibe Schinken und dann einer Scheibe Provolone-Käse.
7. Weitere 4 Minuten backen, bis der Käse geschmolzen ist.
8. In jedes Brötchen eine Hähnchenbrust legen und servieren.

Pro Portion:

Kalorien: 373; Gesamtfett: 13 g; Gesättigtes Fett: 4 g; Cholesterin: 103 mg; Natrium: 953 mg; Kohlenhydrate: 25g; Ballaststoffe: 2g; Protein: 38g

Hähnchenschenkel mit Panko-Kruste

Etiketten: 30-Minuten | Eins
Vorbereitungszeit: 5 Minuten | Kochzeit: 20 Minuten | Portionen: 4

Zutaten:

- 1 Pfund rohe Hähnchenfilets
- Salz und gemahlener schwarzer Pfeffer
- ½ Tasse Panko-Semmelbrösel

Richtungen:

1. Backofen auf 425°F (ca. 215°C) vorheizen.
2. Das Hähnchen von beiden Seiten mit Salz und Pfeffer würzen.
3. Legen Sie es dann zusammen mit dem Panko in einen Beutel mit Reißverschluss. Zum Überziehen gut schütteln.
4. In einer einzigen Schicht auf einem antihaftbeschichteten Backblech anordnen.
5. 20 Minuten backen oder bis das Hähnchen gar ist, und servieren.

Tipp:

Für eine würzige Variante dieses Rezepts bestreuen Sie das Huhn mit etwas Cayennepfefferpulver, bevor Sie es in den Panko werfen.

Pro Portion:

Kalorien: 178; Gesamtfett: 2 g; Gesättigtes Fett: 1 g; Cholesterin: 66 mg; Natrium: 197 mg; Kohlenhydrate: 10g; Ballaststoffe: 1 g; Protein: 28g

Hähnchenbrust mit karamellisierten Zwiebeln und Provolone

Etiketten: Glutenfrei
Vorbereitungszeit: 10 Minuten | Kochzeit: 35 Minuten, plus 5 Minuten zum Ruhen | Portionen: 4

Zutaten:

- 2 gelbe Zwiebeln, halbiert und in dünne Scheiben geschnitten
- ¼ Pfund geschnittener Feinkost-Provolone-Käse
- 1½ Pfund Hähnchenbrust ohne Knochen
- Salz und gemahlener schwarzer Pfeffer
- 2 Esslöffel natives Olivenöl extra
- 1 Esslöffel Balsamico-Essig
- 1 Teelöffel getrocknetes Basilikum

1. Backofen auf 400°F (ca. 204°C) vorheizen.
2. Legen Sie die Hähnchenbrüste auf ein Backblech und reiben Sie sie mit Basilikum, Salz und Pfeffer ein.
3. 25 Minuten backen, bis alles gar ist.
4. In der Zwischenzeit das Olivenöl in einer großen Pfanne bei mittlerer bis niedriger Hitze erhitzen.
5. Zwiebeln dazugeben und mit Salz und Pfeffer würzen. Unter gelegentlichem Rühren 25 Minuten goldbraun kochen.
6. Mit Balsamico-Essig beträufeln und gut umrühren. Weitere 3 Minuten kochen lassen, bis der Essig absorbiert ist.
7. Das Hähnchen aus dem Ofen nehmen und 5 Minuten ruhen lassen. Schneiden Sie die Hähnchenbrust in ¼-Zoll-Scheiben. In einer ofenfesten Servierform (oder Auflaufform) anrichten.
8. Mit den Zwiebeln und dann mit dem Provolone belegen.
9. Weitere 3 Minuten backen, bis der Käse geschmolzen ist, und servieren.

Tipp:

Servieren Sie das Hähnchen auf Brötchen mit Zwiebeln und Käse darauf.

Pro Portion:

Kalorien: 495; Gesamtfett: 26 g; Gesättigtes Fett: 6 g; Cholesterin: 22 mg; Natrium: 228 mg; Kohlenhydrate: 12g; Ballaststoffe: 1 g; Protein: 49g

Gewürzte Putenschnitzel

Etiketten: 30-Minuten | Glutenfrei | Eins
Vorbereitungszeit: 5 Minuten | Kochzeit: 25 Minuten | Portionen: 4

Zutaten:

- 4 Putenbrustkoteletts (insgesamt 1 Pfund)
- 2 Esslöffel Mayonnaise
- 1 Knoblauchzehe, gehackt
- 1 Teelöffel getrockneter Thymian
- 1 Teelöffel getrockneter Rosmarin
- 1 Teelöffel Salz

Richtungen:

1. Backofen auf 375°F (ca. 190°C) vorheizen.
2. In einer kleinen Rührschüssel Mayonnaise, Thymian, Rosmarin, Knoblauch und Salz verrühren. Beiseite legen.
3. Die Putenschnitzel auf einem beschichteten Backblech anrichten und mit der Mayonnaise-Mischung bestreichen.
4. 25 Minuten backen, bis es gar und goldbraun ist, und servieren.

Tipp:

Geben Sie vor dem Backen etwas Panko-Semmelbrösel darüber, um eine knusprige Version dieses Gerichts zu erhalten. Bei Bedarf glutenfreie Semmelbrösel verwenden.

Pro Portion:

Kalorien: 163; Gesamtfett: 5 g; Gesättigtes Fett: 0 g; Cholesterin: 2 mg; Natrium: 634 mg; Kohlenhydrate: 2g; Faser: 0g; Protein: 27g

Slow Cooker geräucherte Paprika-Putenbrust

Etiketten: Glutenfrei | Eins
Vorbereitungszeit: 20 Minuten | Kochzeit: 7 Stunden, plus 15 Minuten zum Ruhen | Portionen: 6

Zutaten:

- 1 geteilte Putenbrust mit Knochen (insgesamt etwa 3 Pfund), ohne Haut
- ½ Teelöffel getrockneter Oregano, Basilikum oder Thymian
- 1 Esslöffel ungesalzene Butter, geschmolzen
- ½ Teelöffel geräuchertes Paprikapulver
- Salz und gemahlener schwarzer Pfeffer

Richtungen:

1. Geben Sie die gespaltene Putenbrust in die Schüssel eines Slow Cookers. Mit der geschmolzenen Butter bestreichen.
2. Mit geräuchertem Paprika, Oregano, Salz und Pfeffer würzen.
3. Abdecken und bei niedriger Temperatur 7 Stunden garen, bis alles gar ist.
4. Nehmen Sie es aus dem Slow Cooker und lassen Sie es 15 Minuten ruhen, bevor Sie es in Scheiben schneiden und servieren.

Pro Portion:

Kalorien: 178; Gesamtfett: 20 g; Gesättigtes Fett: 6 g; Cholesterin: 145 mg; Natrium: 161 mg; Kohlenhydrate: 0g; Faser: 0g; Protein: 48g

Klebrige Himbeer-Limetten-Hühnerkeulen

Etiketten: Glutenfrei | Eins
Vorbereitungszeit: 10 Minuten | Kochzeit: 25 Minuten, plus 10 Minuten zum Abkühlen | Portionen: 4

Zutaten:

- 2 Pfund (ca. 6) Hähnchenkeulen
- ⅓ Tasse kernlose Himbeermarmelade oder Konfitüre
- 2 Esslöffel frisch gepresster Limettensaft
- 5 Tropfen scharfe Soße, plus mehr, falls gewünscht
- Salz und gemahlener schwarzer Pfeffer

Richtungen:

1. Backofen auf 475°F (ca. 246°C) vorheizen.
2. Tupfen Sie das Hähnchen mit einem Papiertuch ab, um sicherzustellen, dass es überall so trocken wie möglich ist.
3. Von allen Seiten großzügig mit Salz und Pfeffer würzen. Auf einem beschichteten Backblech anrichten und 10 Minuten backen.
4. Während das Huhn backt, in einer kleinen Rührschüssel Himbeermarmelade und Limettensaft verrühren.
5. 5 Tropfen scharfe Soße hinzufügen und mit Salz würzen. Abschmecken und nachwürzen.
6. Nehmen Sie das Hähnchen aus dem Ofen, wenden Sie die Stücke um und bestreichen Sie es anschließend großzügig mit der Himbeer-Limetten-Mischung. Weitere 10 Minuten backen.
7. Nehmen Sie das Hähnchen wieder heraus, wenden Sie es um und backen Sie es erneut mit der restlichen Glasurmischung. Weitere 5 Minuten backen.
8. Vor dem Genießen 10 Minuten abkühlen lassen.

Pro Portion:

Kalorien: 377; Gesamtfett: 18 g; Gesättigtes Fett: 5 g; Cholesterin: 190 mg; Natrium: 408 mg; Kohlenhydrate: 19g; Faser: 0g; Protein: 36g

Knusprige Hähnchenkeulen

Etiketten: Eins

Vorbereitungszeit: 15 Minuten | Kochzeit: 50 Minuten | Portionen: 4

Zutaten:

- 1½ Pfund (ca. 6) Hähnchenkeulen
- ½ Teelöffel geräuchertes Paprikapulver

- ½ Teelöffel gemahlener schwarzer Pfeffer
- Antihaft-Kochspray
- ⅓ Tasse Allzweckmehl
- 1 Teelöffel Salz

1. Backofen auf 475°F (ca. 246°C) vorheizen.
2. Sprühen Sie eine 9 x 13 Zoll große Backform aus Glas mit Antihaft-Kochspray ein.
3. In einer kleinen Schüssel mit flachem Boden Mehl, Salz, Pfeffer und Paprika verrühren.
4. Die Hähnchenkeulen in der Mehlmischung eintauchen und in die vorbereitete Auflaufform legen.
5. 50 Minuten backen, bis das Hähnchen goldbraun und durchgegart ist, und servieren.

Pro Portion:

Kalorien: 264; Gesamtfett: 12 g; Gesättigtes Fett: 0 g; Cholesterin: 112 mg; Natrium: 952 mg; Kohlenhydrate: 8g; Ballaststoffe: 1 g; Protein: 28g

Truthahn-Gemüse-Wraps

Etiketten: 30-Minuten | Vegan | Eins
Vorbereitungszeit: 10 Minuten | Portionen: 1

Zutaten:

- 4 Unzen gekochte Putenbrust ohne Knochen
- ½ Tasse Frühlingsgrünmischung oder Salat Ihrer Wahl
- 2 Esslöffel fein gewürfelte rote Paprika
- ¼ Gurke, in dünne Scheiben geschnitten
- 1 Tortilla-Wrap
- 1 Teelöffel Vinaigrette oder ein beliebiges Dressing (optional)

Richtungen:

1. Legen Sie den Wrap auf ein Schneidebrett.

2. In der Mitte die Putenbrust in einer Reihe anordnen, dann das
   Gemüse, die Gurke und die Paprika.
3. Mit dem Dressing beträufeln (falls verwendet).
4. Falten Sie die Enden ein und rollen Sie sie zum Verschließen auf.
5. Halbieren und genießen.

Kalorien: 238; Gesamtfett: 5 g; Gesättigtes Fett: 1 g; Cholesterin: 50
mg; Natrium: 987 mg; Kohlenhydrate: 20g; Ballaststoffe: 3g; Protein:
33g

Knoblauch-Kräuter-Putenfilet

Etiketten: Glutenfrei | Eins
Vorbereitungszeit: 5 Minuten | Kochzeit: 40 Minuten, plus 10 Minuten
zum Ruhen | Portionen: 6

Zutaten:

- 1 Esslöffel natives Olivenöl extra
- 1 Pfund Putenfilet
- 2 Knoblauchzehen, gehackt
- ½ Teelöffel getrockneter Oregano
- ½ Teelöffel getrocknetes Basilikum
- Salz und gemahlener schwarzer Pfeffer

Richtungen:

1. Backofen auf 400°F (ca. 204°C) vorheizen.
2. Legen Sie das Putenfilet in eine 9 x 13 Zoll große Glasbackform.
   Alles mit Olivenöl bestreichen.
3. Mit Knoblauch, Oregano und Basilikum bestreuen und mit Salz und
   Pfeffer würzen.
4. 40 Minuten backen oder bis ein in die Mitte des Filets eingeführtes
   Fleischthermometer 160 °F (ca. 71 °C) anzeigt und das Fleisch
   blass und überwiegend weiß ist und der Fleischsaft größtenteils klar
   ist.
5. Aus dem Ofen nehmen und 10 Minuten ruhen lassen, bevor es in

Scheiben geschnitten und serviert wird.

Versuchen Sie, Scheiben dieses Truthahns auf einem Caesar-Salat zu servieren.

Kalorien: 102; Gesamtfett: 3 g; Gesättigtes Fett: 0 g; Cholesterin: 30 mg; Natrium: 71 mg; Kohlenhydrate: 0g; Faser: 0g; Protein: 19g

Sesam-Honig-Hähnchenschenkel

Etiketten: Glutenfrei | Eins

Vorbereitungszeit: 10 Minuten | Kochzeit: 25 Minuten | Portionen: 4

Zutaten:

- ½ Teelöffel Sojasauce oder Tamari (glutenfrei)
- 1 Pfund Hähnchenschenkel ohne Knochen, ohne Fett
- 1 Esslöffel natives Olivenöl extra
- ½ Teelöffel gewürzter Reisessig
- 1 Esslöffel Honig
- 1 Teelöffel Sesamkörner
- Salz und gemahlener schwarzer Pfeffer

Richtungen:

1. Backofen auf 425°F (ca. 215°C) vorheizen.
2. Ordnen Sie die Hähnchenschenkel in einer 20 x 20 cm großen Glasauflaufform an.
3. Mit Olivenöl beträufeln und mit Salz und Pfeffer bestreuen. 20 Minuten backen.
4. In einer kleinen Rührschüssel Honig, Reisessig und Sojasauce verrühren. Das ganze Hähnchen damit bestreichen.
5. Mit den Sesamkörnern bestreuen, weitere 5 Minuten backen und servieren.

Kalorien: 291; Gesamtfett: 21 g; Gesättigtes Fett: 6 g; Cholesterin: 95 mg; Natrium: 164 mg; Kohlenhydrate: 5g; Faser: 0g; Protein: 20g

Schneeerbsen-Hühnerpfanne

Etiketten: 30-Minuten | Eins
Vorbereitungszeit: 10 Minuten | Kochzeit: 15 Minuten | Portionen: 4

Zutaten:

- 1 Pfund Hähnchenbrust ohne Knochen, in 2,5 cm große Stücke geschnitten
- 1½ Tassen Zuckerschoten, in 2,5 cm große Stücke geschnitten
- 1 Esslöffel Allzweckmehl
- 2 Esslöffel natives Olivenöl extra
- 2 Knoblauchzehen, gehackt
- ½ Tasse fein gewürfelte Karotte
- Salz und gemahlener schwarzer Pfeffer

Richtungen:

1. In einer mittelgroßen Rührschüssel das Huhn, das Mehl und eine Prise Salz und Pfeffer vermischen, bis das Huhn vollständig bedeckt ist.
2. In einer großen Pfanne bei mittlerer Hitze das Olivenöl erhitzen.
3. Fügen Sie das Huhn hinzu und kochen Sie es insgesamt 4 Minuten lang, bis es von allen Seiten undurchsichtig ist.
4. Den Knoblauch in die Pfanne geben und umrühren.
5. 1 Minute kochen lassen oder bis es duftet. Zuckerschoten und Karotten dazugeben. Gut umrühren.
6. Abdecken und weitere 10 Minuten kochen lassen, dabei einmal umrühren.
7. Aufdecken und umrühren. Abschmecken, mit Salz und Pfeffer würzen und servieren.

Pro Portion:

Kalorien: 247; Gesamtfett: 10 g; Gesättigtes Fett: 1 g; Cholesterin: 72 mg; Natrium: 108 mg; Kohlenhydrate: 11g; Ballaststoffe: 3g; Protein: 27g

Blechpfanne mit hawaiianischem Hühnchen

 Glutenfrei | Eins

Vorbereitungszeit: 10 Minuten | Kochzeit: 25 Minuten | Portionen: 4

Zutaten:

- ¼ Tasse Sojasauce oder Tamari (glutenfrei)
- 1 (20-Unzen) Dose Ananasstücke in Saft
- 1 rote Paprika, entkernt und in Streifen geschnitten
- 1 Pfund dünn geschnittene Hähnchenbrust
- 1 Esslöffel natives Olivenöl extra
- 1 Esslöffel frisch geriebener Ingwer
- Salz und gemahlener schwarzer Pfeffer

Richtungen:

1. Backofen auf 400°F (ca. 204°C) vorheizen.
2. Ordnen Sie das Hähnchen auf einem beschichteten Backblech an. Die Ananas abtropfen lassen, dabei den Saft auffangen.
3. Legen Sie die Ananasstücke und die roten Paprikastreifen auf und um das Hähnchen herum.
4. Mit Olivenöl beträufeln und mit Salz und Pfeffer würzen. 20 Minuten backen.
5. In einer kleinen Rührschüssel die Sojasauce, 2 bis 3 Esslöffel Ananassaft und den Ingwer verrühren.
6. Das Huhn, die Ananas und die Paprika mit der Mischung bestreichen, weitere 5 Minuten backen und servieren.

Tipp:

Sie können in diesem Rezept jede beliebige Paprikafarbe verwenden. Auch geschnittene rote Zwiebeln schmecken hervorragend.

Pro Portion:

Kalorien: 233; Gesamtfett: 5 g; Gesättigtes Fett: 1 g; Cholesterin: 65 mg; Natrium: 1.015 mg; Kohlenhydrate: 23g; Ballaststoffe: 3g; Protein: 28g

Mit Speck umwickelte Truthahn-Cheddar-Rollups

 Glutenfrei | Eins

Vorbereitungszeit: 10 Minuten | Kochzeit: 30 Minuten | Portionen: 4

Zutaten:

- 4 Putenbrustkoteletts (insgesamt etwa 1 Pfund)
- 2 Esslöffel geriebener Cheddar-Käse
- 4 Speckscheiben
- Salz und gemahlener schwarzer Pfeffer

Richtungen:

1. Backofen auf 400°F (ca. 204°C) vorheizen.
2. Die Putenbrustkoteletts von beiden Seiten mit Salz und Pfeffer würzen.
3. Am Ende jedes Schnitzels ¼ des Cheddar-Käses darüberstreuen. Rollen Sie die Brust der Länge nach auf. Das Schnitzel mit dem Speck umwickeln.
4. In einer ofenfesten Pfanne bei mittlerer Hitze die vier Rollups von allen Seiten etwa 2 Minuten pro Seite anbraten.
5. Schieben Sie die Pfanne in den Ofen.
6. 20 Minuten backen, bis alles gar ist, und servieren.

Tipp:

Befestigen Sie das Rollup mit einem oder zwei Holzzahnstochern. Entfernen Sie sie unbedingt vor dem Essen.

Pro Portion:

Kalorien: 248; Gesamtfett: 11 g; Gesättigtes Fett: 3 g; Cholesterin: 25 mg; Natrium: 500 mg; Kohlenhydrate: 0g; Faser: 0g; Protein: 35g

Mediterrane Hähnchenpfanne

Etiketten: 30-Minuten | Glutenfrei | Eins
Vorbereitungszeit: 10 Minuten | Kochzeit: 20 Minuten | Portionen: 4

Zutaten:

- 1 Pfund Hähnchenbrust ohne Knochen, gewürfelt
- 2 Esslöffel natives Olivenöl extra
- ¼ Tasse fein gehacktes frisches Basilikum
- 1 Esslöffel Balsamico-Essig
- 1 Tasse gewürfelte frische Tomaten
- 2 Knoblauchzehen, gehackt
- 1 Schalotte, fein gehackt
- Salz und gemahlener schwarzer Pfeffer

Richtungen:

1. In einer großen beschichteten Pfanne bei mittlerer Hitze das Olivenöl erhitzen.
2. Hähnchenbrust dazugeben und mit Salz und Pfeffer würzen. Gut umrühren und 20 Minuten kochen lassen, bis es von allen Seiten gebräunt ist.
3. In einer mittelgroßen Rührschüssel Tomaten, Knoblauch, Basilikum, Schalotte und Essig verrühren. Mit Salz und Pfeffer würzen.
4. Wenn das Hähnchen gar ist, die Tomatenmischung dazugeben und gut vermengen.
5. Vom Herd nehmen und sofort genießen.

Tipp:

Diese Pfanne lässt sich leicht in ein Nudelgericht verwandeln. Mischen Sie einfach 1 Pfund gekochte Nudeln (glutenfreie Nudeln) mit etwas Olivenöl.

Pro Portion:

Kalorien: 278; Gesamtfett: 15 g; Gesättigtes Fett: 1 g; Cholesterin: 0 mg; Natrium: 41 mg; Kohlenhydrate: 7g; Ballaststoffe: 1 g; Protein: 28g

Truthahn-Speck-Pita-Taschen

Etiketten: 30-Minuten | Eins
Vorbereitungszeit: 5 Minuten | Kochzeit: 10 Minuten | Portionen: 4

Zutaten:

- 8 Unzen Putenscheiben (in Scheiben geschnittenes Feinkostfleisch oder übrig gebliebener Truthahn)
- 1 Avocado, entkernt, geschält und in Scheiben geschnitten
- 1 Tasse geriebener oder zerrissener Salat
- 8 Speckscheiben
- 4 Pita-Taschen

Richtungen:

1. In einer großen Pfanne bei mittlerer Hitze den Speck auf beiden Seiten knusprig braten, insgesamt etwa 8 Minuten.
2. Auf einem mit Papiertüchern ausgelegten Teller abtropfen lassen.
3. Schneiden Sie die Pita-Taschen auf.
4. Den Truthahn gleichmäßig auf die Taschen verteilen.
5. Dann Speck, Avocado und Salat hinzufügen und servieren.

Pro Portion:

Kalorien: 520; Gesamtfett: 26 g; Gesättigtes Fett: 7 g; Cholesterin: 85 mg; Natrium: 1.132 mg; Kohlenhydrate: 34g; Ballaststoffe: 4 g; Protein: 36g

Kapitel 6: Vegetarisch und Vegan

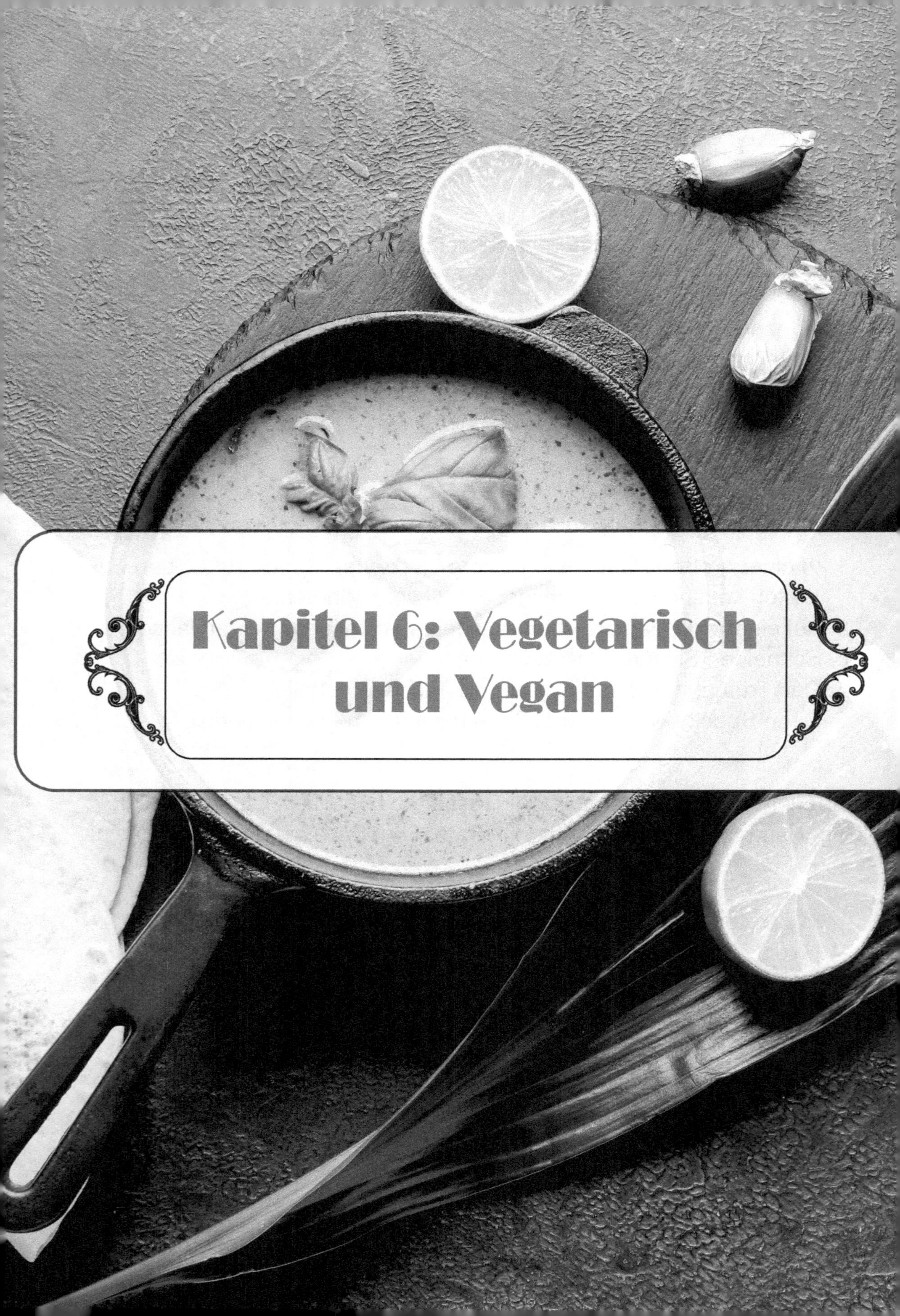

Gebackene Ravioli mit Artischocken und Spinat

Etiketten: Vegetarisch | Eins
Vorbereitungszeit: 5 Minuten | Kochzeit: 35 Minuten | Portionen: 5

Zutaten:

- 1 (14-Unzen) Dose geviertelte Artischockenherzen, abgetropft und gehackt
- 1 (14,5 Unzen) Dose gewürfelte Tomaten (nicht abgetropft)
- 1 (24-Unzen) Beutel gefrorene Käseravioli
- 1 Tasse Babyspinat, gehackt
- 1 Tasse geriebener Mozzarella-Käse
- 1 Esslöffel natives Olivenöl extra
- Salz und gemahlener schwarzer Pfeffer

Richtungen:

1. Backofen auf 375°F (ca. 190°C) vorheizen.
2. Legen Sie die Ravioli in eine 20 x 20 cm große Auflaufform.
3. Geben Sie den Babyspinat und die Artischockenherzen zusammen mit den Tomaten und ihren Säften, Olivenöl, Salz und Pfeffer in die Auflaufform. Zum Kombinieren gut umrühren.
4. Mit dem Mozzarella-Käse bestreuen.
5. Spannen Sie ein Stück Aluminiumfolie über die Auflaufform und sichern Sie die Ränder.
6. 25 Minuten backen. Entfernen Sie die Folie und kochen Sie es weitere 10 Minuten lang oder bis sich an den Rändern Blasen bilden, und servieren Sie es.

Pro Portion:

Kalorien: 495; Gesamtfett: 19 g; Gesättigtes Fett: 7 g; Cholesterin: 62 mg; Natrium: 754 mg; Kohlenhydrate: 63g; Ballaststoffe: 5 g; Protein: 22g

Parmesan-Lauch-Quiche

Etiketten: Gefriergeeignet | Vegetarier
Vorbereitungszeit: 20 Minuten | Kochzeit: 55 Minuten | Portionen: 6

Zutaten:

- 1 Lauch, der Länge nach halbiert und in dünne Scheiben geschnitten
- 1 Tasse frisch geriebener Parmesankäse
- 1 Esslöffel natives Olivenöl extra
- 1 gefrorener, tiefer Tortenboden
- 5 große Eier
- 1 Tasse Milch
- ½ Teelöffel Salz

Richtungen:

1. Backofen auf 375°F (ca. 190°C) vorheizen.
2. Den Lauch in eine mittelgroße Rührschüssel geben und mit Wasser auffüllen. Schwenken Sie herum.
3. 10 Minuten einweichen, um Schmutz zu entfernen. Gut abtropfen lassen.
4. In einer großen Pfanne bei mittlerer Hitze das Olivenöl erhitzen. Den Lauch hinzufügen und unter Rühren 12 Minuten kochen, bis er weich ist.
5. Gießen Sie den Lauch in den Tortenboden und verteilen Sie ihn gleichmäßig. Den Parmesan darüber verteilen.
6. In einer großen Rührschüssel Eier, Milch und Salz verrühren, bis alles gut vermischt ist. In den Tortenboden gießen. 35 bis 45 Minuten backen, bis es fest ist, in Scheiben schneiden und servieren.
7. Um die Reste einzufrieren, schneiden Sie sie in Scheiben und legen Sie sie auf ein mit Backpapier ausgelegtes Backblech, das Sie in den Gefrierschrank stellen.
8. Wenn sie gefroren sind, wickeln Sie sie einzeln ein, legen Sie sie in einen gefriergeeigneten Behälter und frieren Sie sie bis zu 4 Monate lang ein. Zum Aufwärmen über Nacht im Kühlschrank auftauen.
9. 2 Minuten lang auf höchster Stufe in der Mikrowelle erhitzen, bis es heiß ist.

Zweimal gebackene Süßkartoffeln mit Zwiebeln und Spinat

Etiketten: Glutenfrei | Vegan

Vorbereitungszeit: 10 Minuten | Kochzeit: 1 Stunde, 15 Minuten | Portionen: 4

Zutaten:

- 2 Tassen Babyspinat, gehackt
- 4 große Süßkartoffeln
- 1 Esslöffel natives Olivenöl extra
- 1 mittelgelbe Zwiebel, gewürfelt
- Salz und gemahlener schwarzer Pfeffer
- 4 Knoblauchzehen, gehackt

Richtungen:

1. Backofen auf 400°F (ca. 204°C) vorheizen.
2. Stechen Sie die Süßkartoffeln viermal mit einer Gabel an der Oberseite ein.
3. Legen Sie sie in den Ofen auf der oberen Schiene, mit einem Backblech auf einem Rost darunter.
4. 50 Minuten backen, oder bis es weich ist. Zum Abkühlen beiseite stellen.
5. Wenn Sie bereit sind, die Kartoffeln zu füllen und zu backen, heizen Sie den Ofen erneut auf 400 °F (ca. 204 °C) vor.
6. Die Süßkartoffeln der Länge nach halbieren. Geben Sie das Innere in eine mittelgroße Rührschüssel und zerstampfen Sie es gründlich. Die ausgehöhlten Schalen beiseite legen.
7. In einer großen Pfanne bei mittlerer Hitze das Olivenöl erhitzen. Die Zwiebel dazugeben und mit Salz und Pfeffer würzen. Unter gelegentlichem Rühren kochen, bis sie anfangen zu bräunen, etwa

8 Minuten.

8. Geben Sie das Süßkartoffelpüree zusammen mit Spinat und Knoblauch in die Schüssel. Zum Kombinieren gut umrühren. Mit Salz und Pfeffer würzen.

9. Schaufeln Sie die Süßkartoffelmischung wieder in die Schalen. Auf ein Backblech legen, 15 Minuten lang backen, bis es heiß ist, und servieren.

Pro Portion:

Kalorien: 161; Gesamtfett: 4 g; Gesättigtes Fett: 1 g; Cholesterin: 0 mg; Natrium: 85 mg; Kohlenhydrate: 30g; Ballaststoffe: 5 g; Protein: 3g

Gemüse gebratener Reis

Etiketten: 30-Minuten | Glutenfrei | Vegan | Eins
Vorbereitungszeit: 15 Minuten | Kochzeit: 15 Minuten | Portionen: 4

Zutaten:

- 2 Esslöffel Sojasauce oder Tamari (glutenfrei)
- 2 Esslöffel natives Olivenöl extra
- 1 Tasse fein geraspelter Grünkohl
- 1 gelbe Zwiebel, gewürfelt
- 1 Tasse geriebene Karotte
- 2 Tassen gekochter Reis
- Salz und gemahlener schwarzer Pfeffer
- 1 Esslöffel Sesamöl (optional)

Richtungen:

1. In einer großen Pfanne bei mittlerer Hitze das Olivenöl erhitzen.
2. Zwiebel, Karotte und Kohl in die Pfanne geben. Mit Salz und Pfeffer würzen.
3. Unter gelegentlichem Rühren 15 Minuten kochen, bis es weich und leicht gebräunt ist.
4. Schieben Sie das Gemüse an den Rand der Pfanne.
5. Das Sesamöl hinzufügen (falls verwendet), dann den Reis dazugeben und 1 Minute lang in das Sesamöl einrühren. Mit dem

Gemüse vermischen. Gründlich mischen.

6. Vom Herd nehmen und mit der Sojasauce beträufeln. Gut umrühren.

7. Nochmals mit Salz und Pfeffer würzen und servieren.

Pro Portion:

Kalorien: 185; Gesamtfett: 7 g; Gesättigtes Fett: 1 g; Cholesterin: 0 mg; Natrium: 527 mg; Kohlenhydrate: 29g; Ballaststoffe: 2g; Protein: 4g

Tomaten- und schwarze Bohnensuppe

Etiketten: 30-Minuten | Gefriergeeignet | Glutenfrei | Vegan | Eins
Vorbereitungszeit: 10 Minuten | Kochzeit: 15 Minuten | Portionen: 4

Zutaten:

- 1 (14,5 Unzen) Dose kleine Tomatenwürfel (nicht abgetropft)
- 1 (15,5 Unzen) Dose schwarze Bohnen, abgetropft und abgespült
- 1 Esslöffel fein gehackter frischer Koriander
- ½ Tasse fein gewürfelte rote Paprika
- 1 Teelöffel gemahlener Kreuzkümmel
- 2 Tassen Wasser
- Salz und gemahlener schwarzer Pfeffer

Richtungen:

1. In einem mittelgroßen Topf bei mittlerer Hitze die Tomaten und deren Säfte, die schwarzen Bohnen, Paprika, Kreuzkümmel, Wasser und eine Prise Salz und Pfeffer verrühren.

2. Den Topf abdecken und 15 Minuten kochen lassen. Aufsehen.

3. Den Koriander hinzufügen und gut umrühren. Abschmecken, nachwürzen und servieren.

4. Diese Suppe lässt sich gut einfrieren. Einfach in gefriersicheren Behältern aufbewahren. Über Nacht im Kühlschrank auftauen lassen und auf dem Herd in einem Topf bei mittlerer Hitze erneut erhitzen.

Pro Portion:

Kalorien: 136; Gesamtfett: 1 g; Gesättigtes Fett: 0 g; Cholesterin: 0 mg; Natrium: 7 mg; Kohlenhydrate: 25g; Ballaststoffe: 9 g; Protein: 9g

Köstliche gefüllte Tomaten

Etiketten: Vegetarisch | Eins
Vorbereitungszeit: 10 Minuten | Kochzeit: 40 Minuten | Portionen: 4

Zutaten:

- ⅔ Tasse gewürzte Semmelbrösel
- ½ Tasse geriebener Parmesankäse
- ¼ Tasse ungesalzene Butter, geschmolzen
- 4 mittelgroße Tomaten
- 2 Knoblauchzehen, gehackt
- Salz und gemahlener schwarzer Pfeffer

Richtungen:

1. Backofen auf 375°F (ca. 190°C) vorheizen.
2. Schneiden Sie die Oberseite der Tomaten ab. Das Innere herausnehmen. Sie möchten alle wässrigen Teile, die Kerne und einen Großteil des Fruchtfleischs in der Mitte haben, so dass eine feste, ¼ Zoll oder mehr dicke Schale der Tomate übrig bleibt.
3. Entsorgen Sie die Samen und wässrigen Teile. Drehen Sie die Tomaten zum Abtropfen um und legen Sie sie auf ein Papiertuch.
4. In der Zwischenzeit die Oberseite und alle anderen festen Stücke würfeln, um 1 Tasse gewürfelte Tomaten zu erhalten.
5. In einer mittelgroßen Rührschüssel die gewürfelten Tomatenstücke, Semmelbrösel, Knoblauch, Käse und geschmolzene Butter vermischen. Leicht mit Salz und Pfeffer würzen.
6. Die Semmelbröselmischung in die Tomaten füllen.
7. Legen Sie die Tomaten in eine 20 x 20 cm große Auflaufform aus Glas.
8. 40 Minuten backen, bis die Füllung goldbraun ist, und servieren.

Pro Portion:

Kalorien: 250; Gesamtfett: 16 g; Gesättigtes Fett: 10 g; Cholesterin: 42 mg; Natrium: 410 mg; Kohlenhydrate: 19g; Ballaststoffe: 2g; Protein: 8g

Gerösteter Brokkoli und Karotten-Quinoa

Etiketten: Glutenfrei | Vegetarier
Vorbereitungszeit: 10 Minuten | Kochzeit: 30 Minuten, plus 5 Minuten zum Ruhen | Portionen: 4

Zutaten:

- 2 Esslöffel frisches Basilikum, in dünne Scheiben geschnitten
- 1 Tasse Quinoa, gründlich abgespült
- 1 Esslöffel natives Olivenöl extra
- 4 Tassen frische Brokkoliröschen
- 3 Esslöffel ungesalzene Butter
- 1 Tasse fein gewürfelte Karotte
- 2 Tassen Wasser
- Salz und gemahlener schwarzer Pfeffer

Richtungen:

1. Backofen auf 400°F (ca. 204°C) vorheizen.
2. In einem mittelgroßen Topf bei starker Hitze Quinoa und Wasser vermischen und zum Kochen bringen. Reduzieren Sie die Hitze auf eine niedrige Stufe, decken Sie das Ganze ab und lassen Sie es 15 Minuten lang köcheln.
3. Während die Quinoa köchelt, die Brokkoliröschen und Karotten auf einem großen Backblech anrichten.
4. Mit Olivenöl beträufeln und mit Salz und Pfeffer würzen. 20 Minuten rösten, dabei ein- oder zweimal umrühren, bis der Brokkoli stellenweise gebräunt ist.
5. Wenn die Quinoa fertig köchelt, vom Herd nehmen und abgedeckt 5 Minuten ruhen lassen.
6. In einer großen Rührschüssel die gekochte Quinoa und die Brokkolimischung vermischen. Gut umrühren.
7. In einer kleinen Pfanne bei mittlerer Hitze die Butter schmelzen. Unter häufigem Rühren weiterkochen, bis es anfängt zu bräunen, 3 Minuten. Sie möchten, dass sich die satte, goldbraune Farbe in der Butter verteilt.
8. Anschließend sofort vom Herd nehmen und mit der Quinoa-

Mischung übergießen.

7. Basilikum hinzufügen und gut umrühren. Abschmecken, mit zusätzlichem Salz und Pfeffer würzen und servieren.

Pro Portion:

Kalorien: 306; Gesamtfett: 15 g; Gesättigtes Fett: 6 g; Cholesterin: 23 mg; Natrium: 115 mg; Kohlenhydrate: 36g; Ballaststoffe: 6g; Protein: 9g

Engelshaarnudeln mit Knoblauchspinat

Etiketten: 30-Minuten | Vegan

Vorbereitungszeit: 5 Minuten | Kochzeit: 10 Minuten | Portionen: 6

Zutaten:

- 2 Tassen Babyspinat, gehackt
- 1 Pfund Engelshaarnudeln
- ⅓ Tasse natives Olivenöl extra
- 4 bis 5 Knoblauchzehen, gehackt
- Salz und gemahlener schwarzer Pfeffer

Richtungen:

1. Kochen Sie die Engelshaarnudeln gemäß den Anweisungen in der Packung. Gut abtropfen lassen. Zurück in den Topf geben.
2. In einer kleinen Pfanne bei mittlerer Hitze das Olivenöl erhitzen.
3. Fügen Sie den Knoblauch hinzu und kochen Sie ihn unter ein- oder zweimaligem Rühren etwa 2 Minuten lang, bis er duftet, aber nicht gebräunt ist.
4. Olivenöl und Knoblauch über die Nudeln im Topf gießen. Gut umrühren. Den Spinat hinzufügen und erneut vermengen.
5. Mit Salz und Pfeffer würzen und servieren.

Pro Portion:

Kalorien: 390; Gesamtfett: 13 g; Gesättigtes Fett: 2 g; Cholesterin: 0 mg; Natrium: 13 mg; Kohlenhydrate: 57g; Ballaststoffe: 3g; Protein: 10g

Geröstete Paprika-Tomaten-Suppe

Etiketten: Glutenfrei | Vegetarisch | Eins
Vorbereitungszeit: 10 Minuten | Kochzeit: 25 Minuten | Portionen: 5

Zutaten:

- 1 (12-Unzen) Glas geröstete rote Paprika, abgetropft und grob gehackt
- 1 (14,5 Unzen) Dose gewürfelte Tomaten (nicht abgetropft)
- 1 Esslöffel natives Olivenöl extra
- ½ Tasse Schlagsahne
- 2 Knoblauchzehen, gehackt
- 1 Teelöffel getrockneter Thymian
- 2 Tassen Wasser
- Salz und gemahlener schwarzer Pfeffer

Richtungen:

1. In einem mittelgroßen Topf das Olivenöl erhitzen.
2. Den Knoblauch hinzufügen. 1 Minute kochen und rühren, bis es duftet.
3. Fügen Sie die Tomaten und deren Säfte sowie die gerösteten roten Paprika, Thymian und Wasser hinzu. Gut umrühren. Zum Kochen bringen.
4. Die Hitze auf mittlere bis niedrige Stufe reduzieren, abdecken und 15 Minuten köcheln lassen. Vom Herd nehmen.
5. Mit einem Stabmixer oder einem Mixer (unbedingt entlüften) vollständig pürieren. Die Sahne einrühren.
6. Abschmecken, mit Salz und Pfeffer würzen und servieren.

Tipp:

Servieren Sie diese Suppe mit gehackten Microgreens und einer Prise Parmesankäse für eine hübsche (und leckere) Präsentation.

Pro Portion:

Kalorien: 174; Gesamtfett: 15 g; Gesättigtes Fett: 7 g; Cholesterin: 41 mg; Natrium: 18 mg; Kohlenhydrate: 10g; Ballaststoffe: 2g; Protein: 2g

Käse-Tomaten-Auberginen-Auflauf

 Vegetarisch

Vorbereitungszeit: 5 Minuten | Kochzeit: 75 Minuten | Portionen: 4

Zutaten:

- 1 Aubergine (1 Pfund), geschält und in ¼ Zoll dicke Scheiben geschnitten
- 1 (14,5-Unzen) Dose gewürfelte Tomaten (nicht abgetropft), geteilt
- 4 Teelöffel gewürzte Semmelbrösel, geteilt
- 1 Tasse geriebener Mozzarella-Käse, geteilt
- 1 Esslöffel geriebener Parmesankäse
- Salz und gemahlener schwarzer Pfeffer

Richtungen:

1. Backofen auf 375°F (ca. 190°C) vorheizen.
2. Die Auberginenscheiben auf einem Backblech anordnen und mit Salz und einer Prise Pfeffer bestreuen.
3. 20 Minuten backen, bis es weich ist.
4. Ordnen Sie die gebackenen Auberginenscheiben in einer Schicht auf dem Boden einer 20 x 20 cm großen Auflaufform an.
5. Mit 1 Teelöffel Semmelbröseln, einem Drittel der Tomaten mit ihrem Saft und einem Drittel des Mozzarella-Käses bestreuen. Wiederholen Sie diesen Vorgang, um drei Schichten zu erstellen.
6. Mit dem Parmesankäse und dem restlichen 1 Teelöffel Semmelbröseln belegen.
7. Mit Alufolie abdecken und 40 Minuten backen.
8. Die Folie entfernen und weitere 15 Minuten backen, bis die Oberfläche Blasen bildet und der Käse geschmolzen ist, und servieren.

Pro Portion:

Kalorien: 142; Gesamtfett: 7 g; Gesättigtes Fett: 4 g; Cholesterin: 23 mg; Natrium: 217 mg; Kohlenhydrate: 12g; Ballaststoffe: 5 g; Protein: 9g

Quinoa-Salat mit Süßkartoffeln

Etiketten: Glutenfrei | Vegan
Vorbereitungszeit: 10 Minuten | Kochzeit: 35 Minuten, plus 5 Minuten zum Ruhen | Portionen: 4

Zutaten:

- 1 Süßkartoffel (¾ Pfund), in ½-Zoll-Stücke geschnitten
- 1 Schalotte, geviertelt und grob gehackt
- 2 Esslöffel fein gehackter frischer Koriander
- 1 Tasse Quinoa, gründlich abgespült
- 1 Esslöffel natives Olivenöl extra • Schale und Saft einer Limette
- Salz und gemahlener schwarzer Pfeffer • 2 Tassen Wasser

Richtungen:

1. Backofen auf 400°F (ca. 204°C) vorheizen.
2. Die gewürfelten Süßkartoffeln und Schalotten in einer 20 x 20 cm großen quadratischen Auflaufform aus Glas verteilen. Mit Olivenöl beträufeln und mit Salz und Pfeffer würzen.
3. 20 Minuten backen. Gut umrühren. Zurück in den Ofen und weitere 15 Minuten backen, bis die Süßkartoffeln zart sind.
4. In der Zwischenzeit in einem mittelgroßen Topf bei starker Hitze Quinoa und Wasser verrühren.
5. Zum Kochen bringen, die Hitze reduzieren, abdecken und 15 Minuten kochen lassen, oder bis das Wasser aufgesogen ist. Den Herd ausschalten und 5 Minuten ruhen lassen.
6. In einer großen Servierschüssel Quinoa, Süßkartoffeln und Schalotten verrühren.
7. Limettensaft, Limettenschale und Koriander hinzufügen. Gut umrühren.
8. Abschmecken, nach Bedarf mit zusätzlichem Salz und Pfeffer würzen und servieren.

Pro Portion:

Kalorien: 216; Gesamtfett: 6 g; Gesättigtes Fett: 1 g; Cholesterin: 0 mg; Natrium: 21 mg; Kohlenhydrate: 34g; Ballaststoffe: 4 g; Protein: 7g

Tortellini Caprese

Etiketten: 30-Minuten | Vegetarisch | Eins
Vorbereitungszeit: 10 Minuten | Kochzeit: 15 Minuten | Portionen: 4

Zutaten:

- ¾ Tasse frische Mozzarella-Perlen, in ½-Zoll-Stücke geschnitten
- 1 (10-Unzen) Packung Käse-Tortellini
- 1½ Tassen Traubentomaten, halbiert
- ½ Tasse dünn geschnittenes frisches Basilikum
- 1 Esslöffel natives Olivenöl extra
- Salz und gemahlener schwarzer Pfeffer

Richtungen:

1. Einen mittelgroßen Topf mit Wasser bei starker Hitze zum Kochen bringen.
2. Tortellini nach Packungsanleitung kochen.
3. Währenddessen in einer großen Rührschüssel Traubentomaten, Mozzarella und Basilikum verrühren.
4. Wenn die Tortellini fertig sind, abgießen und mit kaltem Wasser abspülen.
5. Gründlich abtropfen lassen. Zur Tomatenmischung hinzufügen und gut vermischen.
6. Mit Olivenöl beträufeln und mit Salz und Pfeffer würzen.
7. Nochmals umrühren und servieren.

Pro Portion:

Kalorien: 319; Gesamtfett: 13 g; Gesättigtes Fett: 6 g; Cholesterin: 46 mg; Natrium: 376 mg; Kohlenhydrate: 36g; Ballaststoffe: 2g; Protein: 15g

Spaghettikürbis Pomodoro

Etiketten: Glutenfrei | Vegan | Eins
Vorbereitungszeit: 10 Minuten | Kochzeit: 30 Minuten | Portionen: 4

Zutaten:

- 2 Tassen (2 mittelgroße) gewürfelte frische Tomaten
- 1 Esslöffel fein gehacktes frisches Basilikum
- 1 Spaghettikürbis
- 1 Knoblauchzehe, gehackt
- Antihaft-Kochspray
- Salz und gemahlener schwarzer Pfeffer

Richtungen:

1. Backofen auf 375°F (ca. 190°C) vorheizen.
2. Den Spaghettikürbis der Länge nach halbieren. Entfernen Sie die Kerne und das faserige Innere und entsorgen Sie sie. Mit Antihaft-Kochspray einsprühen.
3. Legen Sie jede Hälfte mit der Schnittseite nach unten auf ein Backblech.
4. 30 Minuten backen oder bis sich der Kürbis leicht mit einer Gabel einstechen lässt.
5. Währenddessen in einer mittelgroßen Rührschüssel Tomaten, Knoblauch und Basilikum verrühren. Mit Salz und Pfeffer würzen und beiseite stellen.
6. Sobald der Spaghettikürbis gar ist, kratzen Sie mit einer Gabel über den inneren Hohlraum, um den Kürbis in spaghettiähnliche Fäden zu zerteilen. Fahren Sie fort, bis Sie die Muschel erreichen.
7. Zum Servieren den Spaghettikürbis gleichmäßig auf vier Teller verteilen. Jeweils ein Viertel der Tomatenmischung darauf verteilen.

Tipp:

Nachdem Sie den Spaghettikürbis zerkleinert haben, legen Sie ihn wieder in die Schale und bedecken Sie jede Hälfte mit der Hälfte der Tomatenmischung. In der Schale auf Serviertellern servieren.

Pro Portion:

Kalorien: 64; Gesamtfett: 1 g; Gesättigtes Fett: 0 g; Cholesterin: 0 mg; Natrium: 30 mg; Kohlenhydrate: 14g; Ballaststoffe: 1 g; Protein: 2g

Thailändisches rotes Curry mit Gemüse

Etiketten: 30-Minuten | Glutenfrei | Vegan | Eins
Vorbereitungszeit: 5 Minuten | Kochzeit: 25 Minuten | Portionen: 4

Zutaten:

- 2 (16-Unzen) Beutel gefrorenes Pfannengemüse
- 1 Esslöffel fein gehackter frischer Koriander
- 1 (13,5 Unzen) Dose Kokosmilch
- 2 Esslöffel thailändische rote Currypaste
- 1 Esslöffel hellbrauner Zucker
- Salz und gemahlener schwarzer Pfeffer

Richtungen:

1. In einer großen Bratpfanne bei mittlerer Hitze Kokosmilch, Currypaste und braunen Zucker vermischen. Unter Rühren erhitzen, bis alles gut vermischt ist. Abschmecken und mit Salz und Pfeffer würzen.
2. Zum Kochen bringen, dann die Hitze auf mittlere bis niedrige Stufe reduzieren. 5 Minuten köcheln lassen.
3. Das gefrorene Pfannengemüse unterrühren.
4. Abdecken, die Hitze auf mittlere Stufe erhöhen und 15 Minuten kochen lassen, bis das Gemüse aufgetaut ist.
5. Koriander einrühren, abschmecken, würzen und servieren.

Pro Portion:

Kalorien: 314; Gesamtfett: 25 g; Gesättigtes Fett: 22 g; Cholesterin: 0 mg; Natrium: 67 mg; Kohlenhydrate: 23g; Ballaststoffe: 5 g; Protein: 6g

Französische Brotpizza

Etiketten: 30-Minuten | Vegetarisch | Eins
Vorbereitungszeit: 10 Minuten | Kochzeit: 15 Minuten | Portionen: 4

Zutaten:

- 1 Tasse Tomaten-Marinara oder eine beliebige Marinara-Sauce
- 1 Tasse geriebener Mozzarella-Käse
- ¼ Tasse dünn geschnittene rote Zwiebeln
- ¼ Tasse gewürfelte Tomaten
- 1 Baguette

Richtungen:

1. Backofen auf 375°F (ca. 190°C) vorheizen.
2. Schneiden Sie das Baguette in vier Stücke, schneiden Sie jedes Stück auf und trennen Sie die obere und untere Hälfte.
3. Auf einem Backblech anordnen.
4. Mit Marinara-Sauce, Mozzarella-Käse, Zwiebeln und Tomaten belegen.
5. 15 Minuten backen, bis der Käse geschmolzen und das Brot durchgewärmt ist, und servieren.

Pro Portion:

Kalorien: 297; Gesamtfett: 8 g; Gesättigtes Fett: 4 g; Cholesterin: 22 mg; Natrium: 590 mg; Kohlenhydrate: 43g; Ballaststoffe: 3g; Protein: 15g

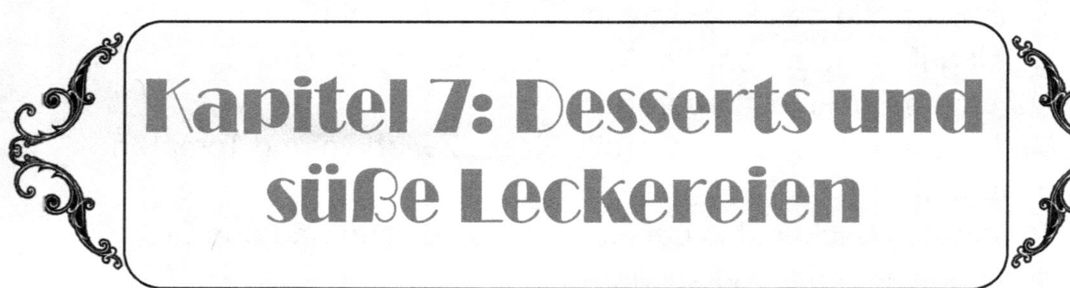
Kapitel 7: Desserts und süße Leckereien

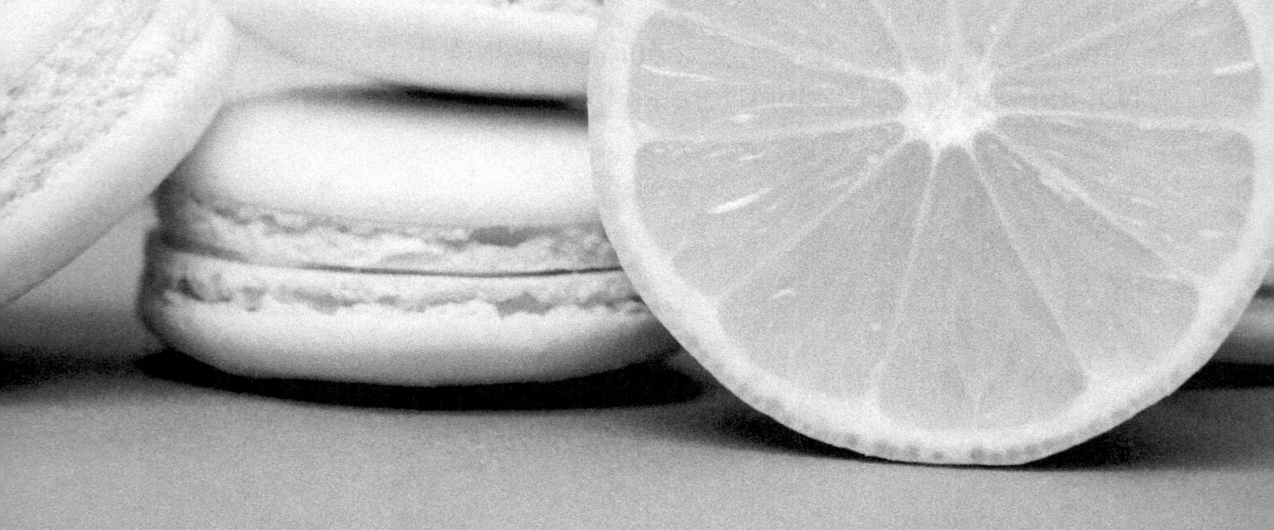

Erdbeer-Froyo

Etiketten: 30-Minuten | Gefriergeeignet | Glutenfrei | Vegan | Vegetarisch | Eins

Vorbereitungszeit: 5 Minuten | Portionen: 4

Zutaten:

- 1 (12-Unzen) Packung gefrorene Erdbeeren (oder ein beliebiges gefrorenes Obst)
- 1 Tasse griechischer Vanillejoghurt
- 2 Esslöffel Honig

Richtungen:

1. In einem Mixer Joghurt, Erdbeeren und Honig vermischen.
2. Auf höchster Stufe mixen, bis eine glatte Masse entsteht. Dabei anhalten und die Beeren nach unten drücken, damit sie sich je nach Bedarf vermischen können.
3. Auf vier Schüsseln verteilen und sofort genießen. Reste in einem luftdichten Behälter im Gefrierschrank aufbewahren und nach Belieben genießen.

Tipp:

Für Erdbeer-Bananen-Froyo ersetzen Sie den Honig durch 1 Banane.

Pro Portion:

Kalorien: 99; Gesamtfett: 2 g; Gesättigtes Fett: 1 g; Cholesterin: 8 mg; Natrium: 30 mg; Kohlenhydrate: 19g; Ballaststoffe: 2g; Protein: 3g

Köstlicher Vanillepudding

Etiketten: Glutenfrei | Vegetarisch | Eins
Vorbereitungszeit: 5 Minuten | Kochzeit: 15 Minuten plus 1 Stunde zum Abkühlen | Portionen: 4

Zutaten:

- 2 Teelöffel reiner Vanilleextrakt
- ⅓ Tasse Kristallzucker
- 2 Esslöffel Maisstärke
- 1½ Tassen Milch

Richtungen:

1. In einem mittelgroßen Topf bei ausgeschaltetem Herd Zucker, Maisstärke, Milch und Vanilleextrakt verrühren.
2. Die Hitze auf mittlere Stufe stellen und unter ständigem Rühren kochen, bis es kocht.
3. Reduzieren Sie die Hitze auf eine niedrige Stufe und kochen Sie es 2 Minuten lang unter ständigem Rühren. Der Pudding ist fertig, wenn er eingedickt ist und eine einheitliche Farbe hat. Vom Herd nehmen.
4. Geben Sie den Pudding in eine Schüssel und stellen Sie ihn vor dem Servieren mindestens 1 Stunde lang in den Kühlschrank.

Pro Portion:

Kalorien: 140; Gesamtfett: 3 g; Gesättigtes Fett: 2 g; Cholesterin: 9 mg; Natrium: 37 mg; Kohlenhydrate: 25g; Faser: 0g; Protein: 3g

Erdbeer-Apfel-Umsätze

Etiketten: Vegetarisch | Eins

Vorbereitungszeit: 10 Minuten | Kochzeit: 30 Minuten | Ergibt: 4 Umsätze

Zutaten:

- 2 Esslöffel Zucker, plus etwas Zucker zum Bestäuben
- 1 Teelöffel ungesalzene Butter, geschmolzen
- 1 Blatt gefrorener Blätterteig, aufgetaut
- 1 Tasse gehackte frische Erdbeeren
- 1 Apfel, gewürfelt

Richtungen:

1. Backofen auf 400°F (ca. 204°C) vorheizen.
2. Ein Backblech mit Backpapier auslegen.
3. Ein Schneidebrett mit Mehl bestäuben. Legen Sie den Blätterteig auf das Brett und rollen Sie ihn zu einem Quadrat von etwa 15 x 15 Zoll aus. Schneiden Sie das in vier Quadrate.
4. In einer mittelgroßen Rührschüssel die Erdbeeren, den Apfel und 2 Esslöffel Zucker verrühren.
5. Verteilen Sie die Fruchtmischung gleichmäßig auf die vier Blätterteigquadrate, sodass in der Mitte ein Hügel entsteht. Befeuchten Sie die Ränder jedes Blätterteigquadrats mit einer in Wasser getauchten Fingerspitze. Falten Sie es zu einem Dreieck und drücken Sie die Kanten fest.
6. Übertragen Sie die Teigtaschen auf das Backblech. Jedes mit Butter bestreichen und mit einer Prise Zucker bestäuben. Schneiden Sie mit einem scharfen Messer zwei Schlitze in jeden Umschlag.
7. 30 Minuten goldbraun backen und vor dem Servieren leicht abkühlen lassen.

Pro Portion: (1 Umsatz):

Kalorien: 379; Gesamtfett: 23 g; Gesättigtes Fett: 9 g; Cholesterin: 3 mg; Natrium: 149 mg; Kohlenhydrate: 41g; Ballaststoffe: 3g; Protein: 5g

Apfel-Brombeer-Crisp

 Glutenfrei | Vegetarisch | Eins
Vorbereitungszeit: 10 Minuten | Kochzeit: 55 Minuten | Portionen: 6

Zutaten:

- ⅓ Tasse hellbrauner Zucker plus 1 Esslöffel, geteilt
- 5 Esslöffel ungesalzene Butter, geschmolzen
- ⅓ Tasse ungekochte Haferflocken
- Antihaft-Kochspray
- 2 Äpfel, gewürfelt
- 2 Tassen Brombeeren

Richtungen:

1. Backofen auf 375°F (ca. 190°C) vorheizen.
2. Sprühen Sie eine 20 x 20 cm große Backform aus Glas mit Antihaft-Kochspray ein.
3. In einer mittelgroßen Rührschüssel Äpfel, Brombeeren und 1 Esslöffel hellbraunen Zucker verrühren. Gleichmäßig in der Glasbackform verteilen.
4. In einer kleinen Rührschüssel die restliche ⅓ Tasse hellbraunen Zucker mit den Haferflocken und der geschmolzenen Butter verrühren. Gleichmäßig über die Fruchtmischung streuen.
5. 55 Minuten backen, bis die Oberseite goldbraun ist und die Früchte an den Seiten Blasen bilden.
6. Aus dem Ofen nehmen und vor dem Servieren etwas abkühlen lassen.

Tipp:

Für noch mehr Würze rühren Sie 1 Esslöffel frisch geriebenen Ingwer in die Fruchtmischung, bevor Sie sie in der Auflaufform verteilen.

Pro Portion:

Kalorien: 229; Gesamtfett: 10 g; Gesättigtes Fett: 6 g; Cholesterin: 25 mg; Natrium: 73 mg; Kohlenhydrate: 34g; Ballaststoffe: 5 g; Protein: 2g

Marshmallow-Leckereien

 30-Minuten | Vegetarier

Vorbereitungszeit: 5 Minuten | Kochzeit: 15 Minuten | Ergibt: 12 Quadrate

Zutaten:

- 1 (10 Unzen) Beutel Marshmallows
- 1 Tasse zerkrümelte Graham Cracker
- 6 Tassen Müsli aus knusprigem Reis
- ¼ Tasse ungesalzene Butter
- 1 Tasse Milchschokoladenstückchen (oder dunkle)
- Antihaft-Kochspray

Richtungen:

1. In einem mittelgroßen Topf bei mittlerer Hitze die Butter schmelzen.
2. Die Marshmallows hinzufügen und unter ständigem Rühren kochen, bis sie geschmolzen sind.
3. Vom Herd nehmen und sofort beginnen, das Müsli nach und nach unter ständigem Rühren hinzuzufügen, bis alles vermengt ist.
4. Sprühen Sie eine 9 x 13 Zoll große Backform aus Glas mit Antihaft-Kochspray ein. Die Mischung in die vorbereitete Form gießen und gleichmäßig andrücken.
5. Verteilen Sie sofort, während die Mischung noch heiß ist, die Schokoladenstückchen und Graham Cracker auf der Marshmallow-Müslimischung.
6. Einige Minuten ruhen lassen und dann die Graham Cracker vorsichtig in die geschmolzene Schokolade drücken.
7. Lassen Sie es abkühlen und vollständig aushärten, bevor Sie es in 12 Quadrate schneiden und servieren.

Pro Portion: (1 Quadrat):

Kalorien: 245; Gesamtfett: 8 g; Gesättigtes Fett: 5 g; Cholesterin: 11 mg; Natrium: 216 mg; Kohlenhydrate: 41g; Ballaststoffe: 1 g; Protein: 2g

Kuchen-Becher-Kuchen

Etiketten: 30-Minuten | Vegetarisch | Eins
Vorbereitungszeit: 5 Minuten | Kochzeit: 2 Minuten | Portionen: 1

Zutaten:

- 3 Esslöffel Allzweckmehl
- ¼ Teelöffel Backpulver
- 1 Esslöffel Pflanzenöl
- 1 Esslöffel Zucker
- 2 Esslöffel Milch
- ½ Teelöffel Streusel

Richtungen:

1. In einer Auflaufform oder einem 8-Unzen-Becher Mehl, Zucker, Milch, Backpulver und Öl verrühren, bis alles gut vermischt und glatt ist. Streusel unterrühren.
2. 1 Minute lang auf hoher Stufe in der Mikrowelle erhitzen, bis alles gar ist.
3. Aus der Mikrowelle nehmen. Sofort genießen.

Tipp:

Streuen Sie vor dem Kochen ein paar Schokoladenstückchen darüber. Sobald die Schokolade aus der Mikrowelle kommt, verteilen Sie die geschmolzene Schokolade mit der Rückseite eines Löffels, um sie sofort zu überziehen.

Pro Portion:

Kalorien: 271; Gesamtfett: 15 g; Gesättigtes Fett: 2 g; Cholesterin: 3 mg; Natrium: 102 mg; Kohlenhydrate: 32g; Ballaststoffe: 1 g; Protein: 3g

Bananen-Erdnussbutter-Milchshake

Etiketten: 30-Minuten | Glutenfrei | Vegan | Vegetarisch | Eins
Vorbereitungszeit: 5 Minuten | Ergibt: 1 Milchshake

Zutaten:

- 1 Banane, in Stücke gebrochen
- 1 Esslöffel Erdnussbutter
- 1 Tasse Vanilleeis
- ⅓ Tasse Milch

Richtungen:

1. In einem Mixer Milch, Eiscreme, Banane und Erdnussbutter vermischen und glatt rühren.
2. In ein Glas füllen und sofort genießen.

Tipp:

Für ein noch frostigeres Getränk frieren Sie zuerst die Banane ein.

Pro Portion:

Kalorien: 483; Gesamtfett: 18 g; Gesättigtes Fett: 8 g; Cholesterin: 80 mg; Natrium: 209 mg; Kohlenhydrate: 70g; Ballaststoffe: 4g; Protein: 14g

Mini-Blaubeerkuchen

Etiketten: Vegetarisch | Eins
Vorbereitungszeit: 15 Minuten | Kochzeit: 20 Minuten | Ergibt: 12 Mini Pies

Zutaten:

- 1 Teelöffel gemahlener Zimt
- 2 Esslöffel brauner Zucker
- 1 gekühlter Tortenboden
- 1½ Tassen wilde Blaubeeren
- 2 Teelöffel Maisstärke

1. Backofen auf 425°F (ca. 215°C) vorheizen.
2. Die Förmchen eines 12er-Muffinblechs mit Papierförmchen auslegen.
3. Rollen Sie den Tortenboden auf einem Schneidebrett aus und schneiden Sie mit einem großen Plätzchen- oder Keksausstecher 12 Kreise aus.
4. Sammeln Sie den überschüssigen Teig und rollen Sie ihn nach Bedarf aus, um die letzten Teigstücke abzuschneiden. Drücken Sie die Kreise in die mit Backpapier ausgelegten Muffinförmchen.
5. In einer kleinen Rührschüssel Blaubeeren, braunen Zucker, Maisstärke und Zimt verrühren. Gleichmäßig auf die Kuchenkrustenrunden verteilen.
6. 20 Minuten backen, bis die Krusten goldbraun sind und die Blaubeerfüllung Blasen bildet.
7. Vor dem Servieren vollständig abkühlen lassen.

Pro Portion: (1 Kuchen):

Kalorien: 107; Gesamtfett: 5 g; Gesättigtes Fett: 2 g; Cholesterin: 0 mg; Natrium: 79 mg; Kohlenhydrate: 15g; Ballaststoffe: 1 g; Protein: 1g

Oven S'mores

Etiketten: 30-Minuten | Vegan | Eins
Vorbereitungszeit: 5 Minuten | Kochzeit: 5 Minuten | Ergibt: 1

Zutaten:

- 2 quadratische Graham Cracker
- 1 Marshmallow, halbiert
- 1 quadratische Schokolade

Richtungen:

1. Legen Sie einen Graham Cracker auf ein Backblech.
2. Mit einem Schokoladenquadrat und den beiden Marshmallow-Hälften belegen.
3. Legen Sie das Backblech unter den Grill.
4. 3 Minuten braten, bis der Marshmallow gebräunt ist.

5. Aus dem Ofen nehmen, mit dem zweiten Graham Cracker belegen und genießen.

Kalorien: 243; Gesamtfett: 12 g; Gesättigtes Fett: 6 g; Cholesterin: 2 mg; Natrium: 93 mg; Kohlenhydrate: 31g; Ballaststoffe: 3g; Protein: 3g

Sahne-Erdbeer-Parfait

Etiketten: 30-Minuten | Glutenfrei | Vegetarier
Vorbereitungszeit: 15 Minuten | Portionen: 4

Zutaten:

- 4 Graham-Cracker-Quadrate (optional, glutenfrei)
- 2 Esslöffel Puderzucker (Puderzucker).
- 2 Tassen Erdbeeren, geviertelt
- 1 Esslöffel Zucker
- 1 Tasse Schlagsahne
- ½ Teelöffel reiner Vanilleextrakt

Richtungen:

1. In einer kleinen Rührschüssel Erdbeeren und Zucker verrühren. Lass uns sitzen, während du die Schlagsahne machst.
2. In einer großen Rührschüssel (oder der Schüssel einer Küchenmaschine) Sahne, Puderzucker und Vanilleextrakt vermischen.
3. Mit einem Schneebesen, einem elektrischen Handmixer oder einer Küchenmaschine schlagen, bis sich steife Spitzen bilden.
4. Geben Sie eine Schicht Erdbeeren in vier Serviergläser, dann eine Schicht Schlagsahne, dann Erdbeeren und noch einmal Schlagsahne. Nach Belieben die Graham Cracker darüberbröckeln.

Pro Portion:

Kalorien: 258; Gesamtfett: 22 g; Gesättigtes Fett: 14 g; Cholesterin: 82 mg; Natrium: 23 mg; Kohlenhydrate: 15g; Ballaststoffe: 2g; Protein: 2g

Doppelte Schokoladenpalmen

 30-Minuten | Vegetarisch | Eins
Vorbereitungszeit: 10 Minuten | Kochzeit: 20 Minuten | Ergibt: 20 Kekse

Zutaten:

- 1 Blatt gefrorener Blätterteig, aufgetaut
- ⅓ Tasse Schokoladen-Haselnuss-Aufstrich
- ¼ Tasse Schokoladenstückchen

Richtungen:

1. Backofen auf 400°F (ca. 204°C) vorheizen.
2. Ein Backblech mit Alufolie auslegen.
3. Den Blätterteig auf ein Schneidebrett legen. Eine Hälfte mit Schokoladen-Haselnuss-Aufstrich bestreichen und mit den Schokoladenstückchen bestreuen.
4. Rollen Sie jede Seite zur Mitte hin, bis sich der Teig in der Mitte trifft.
5. In ¼-Zoll-Scheiben schneiden. Legen Sie die Scheiben auf das vorbereitete Backblech und lassen Sie zwischen den einzelnen Stücken einen Abstand von 2,5 cm.
6. 18 Minuten backen, bis es goldbraun ist. Vor dem Genießen abkühlen lassen.

Tipp:

Für eine noch süßere Knusprigkeit vor dem Backen mit grobem Zucker bestreuen.

Pro Portion: (1 Cookie):

Kalorien: 108; Gesamtfett: 7 g; Gesättigtes Fett: 3 g; Cholesterin: 0 mg; Natrium: 31 mg; Kohlenhydrate: 10g; Ballaststoffe: 1 g; Protein: 1g

Himbeer-Joghurt-Narr

 Glutenfrei | Vegetarier

Vorbereitungszeit: 20 Minuten, plus 1 Stunde zum Abkühlen | Portionen: 6

Zutaten:

- ½ Tasse Puderzucker (Puderzucker).
- 1¼ Tasse griechischer Vanillejoghurt
- 2 Tassen Himbeeren
- 2 Eiweiß

Richtungen:

1. In einer Küchenmaschine die Himbeeren und den Puderzucker etwa 30 Sekunden lang glatt rühren.
2. In einer großen Rührschüssel die Himbeermischung und den Joghurt glatt rühren.
3. In einer mittelgroßen Rührschüssel das Eiweiß etwa 10 Minuten lang steif schlagen.
4. Das Eiweiß zu den Himbeeren geben und verrühren, bis alles gut vermischt ist.
5. Die Himbeermischung in Serviergläser oder Schüsseln füllen und vor dem Servieren mindestens eine Stunde kalt stellen.

Pro Portion:

Kalorien: 90; Gesamtfett: 2 g; Gesättigtes Fett: 1 g; Cholesterin: 7 mg; Natrium: 42 mg; Kohlenhydrate: 16g; Ballaststoffe: 3g; Protein: 3g

Warmer Birnen-Crumble

Vorbereitungszeit: 10 Minuten | Kochzeit: 55 Minuten | Portionen: 6

Zutaten:

- ¼ Tasse ungekochte Haferflocken (glutenfrei)
- ¼ Tasse Allzweckmehl plus 2 Esslöffel, aufgeteilt
- ¼ Tasse kalte, ungesalzene Butter, in Stücke geschnitten
- ¼ Tasse Zucker plus 1 Esslöffel, geteilt
- 4 Birnen, entkernt und in dünne Scheiben geschnitten
- Antihaft-Kochspray

Richtungen:

1. Backofen auf 375°F (ca. 190°C) vorheizen.
2. Sprühen Sie eine 20 x 20 cm große Backform aus Glas mit Antihaft-Kochspray ein.
3. In einer mittelgroßen Rührschüssel die Birnen mit 1 Esslöffel Zucker und 2 Esslöffel Mehl vermengen. Gleichmäßig in der Glasbackform verteilen.
4. In einer kleinen Rührschüssel die restliche ¼ Tasse Zucker mit der restlichen ¼ Tasse Mehl und den Haferflocken verrühren.
5. Die Butter hinzufügen und mit zwei Buttermessern in die Mischung schneiden. Die Mischung sollte groben Krümeln ähneln. Gleichmäßig über die Birnen streuen.
6. 55 Minuten backen, bis die Streusel goldbraun sind und an den Rändern Blasen bilden.
7. Aus dem Ofen nehmen und vor dem Servieren abkühlen lassen.

Pro Portion:

Kalorien: 218; Gesamtfett: 8 g; Gesättigtes Fett: 5 g; Cholesterin: 20 mg; Natrium: 55 mg; Kohlenhydrate: 36g; Ballaststoffe: 4g; Protein: 2g

Erdnussbutter und Schokoladenbrezelrinde

Etiketten: Glutenfrei | Vegetarier

Vorbereitungszeit: 10 Minuten | Kochzeit: 5 Minuten, plus mindestens 30 Minuten zum Abkühlen | Portionen: 8

Zutaten:

- ½ Tasse zerkleinerte Salzbrezeln (glutenfrei)
- ¼ Tasse Puderzucker (Puderzucker).
- 2 Teelöffel ungesalzene Butter, weich
- 2 Tassen dunkle Schokoladenstückchen
- ½ Tasse Erdnussbutter

Richtungen:

1. In einer kleinen Rührschüssel Erdnussbutter, Puderzucker und Butter glatt rühren.
2. Die dunkle Schokolade schmelzen.
3. Legen Sie Wachspapier auf ein Backblech. Die Hälfte der geschmolzenen Schokolade auf dem Backblech verteilen.
4. Mit der Erdnussbutter-Brezel-Mischung belegen, gefolgt von der anderen Hälfte der Schokolade.
5. Im Kühlschrank kalt stellen. Lassen Sie es vollständig aushärten, bevor Sie es in Stücke schneiden und servieren.

Tipp:

Es gibt zwei Möglichkeiten, Schokolade zu schmelzen. Geben Sie die Schokoladenstückchen in eine mikrowellengeeignete Glasschüssel und kochen Sie sie 30 Sekunden lang, rühren Sie um und wiederholen Sie den Vorgang, bis sie glatt sind. Oder geben Sie sie in eine Rührschüssel aus Metall, die auf einem kleinen Topf mit Wasser am Boden steht (lassen Sie das Wasser nicht mit der Schüssel in Berührung kommen). Erhitzen Sie das Wasser mit den Schokoladenstückchen in der Rührschüssel unter ständigem Rühren, bis eine glatte Masse entsteht.

Kalorien: 400; Gesamtfett: 26 g; Gesättigtes Fett: 12 g; Cholesterin: 5 mg; Natrium: 109 mg; Kohlenhydrate: 37g; Ballaststoffe: 5 g; Protein: 7g

Erdnussbutterpudding

Etiketten: Glutenfrei | Vegetarisch | Eins
Vorbereitungszeit: 5 Minuten | Kochzeit: 15 Minuten plus 1 Stunde zum Abkühlen | Portionen: 4

Zutaten:

- 2 Esslöffel Maisstärke
- ¼ Tasse Kristallzucker
- ¼ Tasse Erdnussbutter
- 1½ Tassen Milch
- Zerbröckelte Graham Cracker (optional)

Richtungen:

1. In einem mittelgroßen Topf bei ausgeschaltetem Herd Zucker, Erdnussbutter, Maisstärke und Milch verrühren.
2. Die Hitze auf mittlere Stufe stellen und unter ständigem Rühren kochen, bis es kocht.
3. Reduzieren Sie die Hitze auf eine niedrige Stufe und kochen Sie es 2 Minuten lang unter ständigem Rühren. Der Pudding ist fertig, wenn er eingedickt ist und eine einheitliche Farbe hat. Vom Herd nehmen.
4. Geben Sie den Pudding in eine Schüssel und stellen Sie ihn vor dem Servieren mindestens 1 Stunde lang in den Kühlschrank. Nach Belieben mit Graham Crackern belegen.

Pro Portion:

Kalorien: 213; Gesamtfett: 11 g; Gesättigtes Fett: 3 g; Cholesterin: 9 mg; Natrium: 114 mg; Kohlenhydrate: 25g; Ballaststoffe: 1 g; Protein: 6g

Kapitel 8: Saucen, Dressings und Grundnahrungsmittel

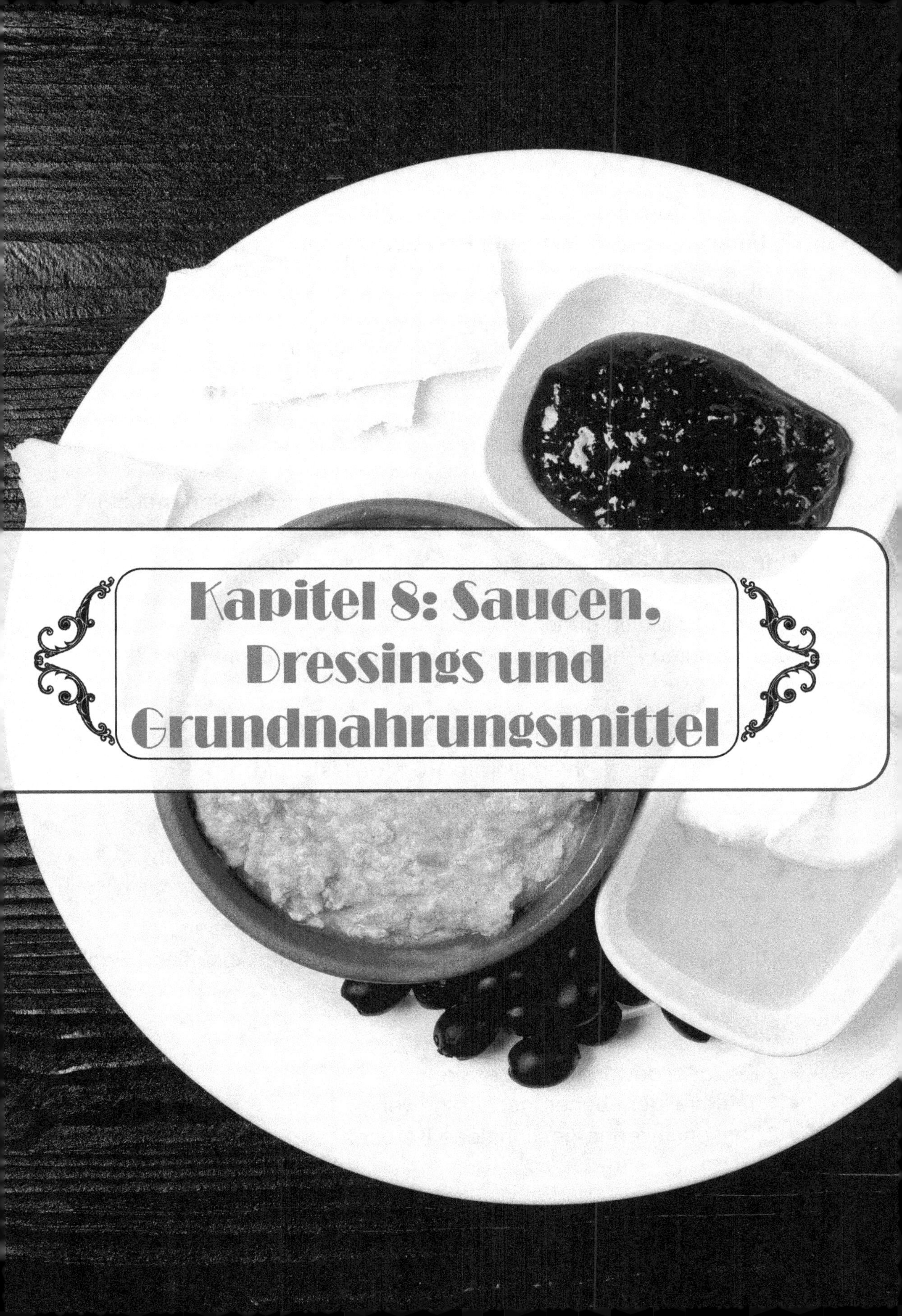

Hausgemachte Kekse

Etiketten: 30-Minuten | Vegetarisch | Eins
Vorbereitungszeit: 5 Minuten | Kochzeit: 25 Minuten | Ergibt: 12 Kekse

Zutaten:

- 1 Esslöffel ungesalzene Butter, geschmolzen
- 2 Tassen selbstaufgehendes Mehl • 1 Teelöffel Honig
- 1 Tasse Limonade • ½ Teelöffel Salz

Richtungen:

1. Backofen auf 375°F (ca. 190°C) vorheizen.
2. Die Muffinförmchen eines 12er-Backblechs mit Papierförmchen auslegen.
3. In einer großen Rührschüssel Mehl, Butter, Honig, Limonade und Salz gut verrühren.
4. In die 12 Muffinförmchen verteilen.
5. 25 Minuten lang backen oder bis es gar ist, und servieren.

Pro Portion: (1 Keks):

Kalorien: 84; Gesamtfett: 1 g; Gesättigtes Fett: 1 g; Cholesterin: 3 mg; Natrium: 372 mg; Kohlenhydrate: 16g; Ballaststoffe: 1 g; Protein: 2g

Eingelegte Karotten

Etiketten: 30-Minuten | Glutenfrei | Vegan | Vegan | Eins
Vorbereitungszeit: 5 Minuten, plus 20 Minuten zum Abkühlen | Ergibt: 2 Tassen

Zutaten:

- 2 Esslöffel gewürzter Reisessig
- 1 Teelöffel geriebener frischer Ingwer
- 2 Tassen Julienne-geschnittene Karotten • Salz

Richtungen:

1. In einem 2-Tassen-Behälter mit dicht schließendem Deckel

Karotten, Essig und Ingwer vermischen und mit Salz würzen. Zum Kombinieren gut umrühren oder schütteln.

2. Vor der Verwendung mindestens 20 Minuten im Kühlschrank abkühlen lassen.
3. Im Kühlschrank bis zu 1 Woche lagern.

Pro Portion: (½ Tasse):

Kalorien: 28; Gesamtfett: 0 g; Gesättigtes Fett: 0 g; Cholesterin: 0 mg; Natrium: 57 mg; Kohlenhydrate: 6g; Ballaststoffe: 2g; Protein: 1g

Cremige Koriander-Avocado-Vinaigrette

Etiketten: 30-Minuten | Glutenfrei | Vegan | Vegan | Eins
Vorbereitungszeit: 10 Minuten | Ergibt: Etwa 1½ Tassen

Zutaten:

- 1 reife Avocado, entkernt und geschält (oder frisches Basilikum)
- 1 Esslöffel gehackter frischer Koriander
- Saft einer Limette (ca. ¼ Tasse)
- ¼ Tasse natives Olivenöl extra   • ½ Tasse Wasser
- Salz und gemahlener schwarzer Pfeffer

Richtungen:

1. In einem Mixer Avocado, Limettensaft und Koriander vermischen. Alles glatt rühren.
2. Lassen Sie den Mixer auf niedriger Stufe laufen und geben Sie das Olivenöl in einem gleichmäßigen Strahl hinzu, gefolgt vom Wasser.
3. Abschmecken und mit Salz und Pfeffer würzen.
4. In einem luftdichten Behälter im Kühlschrank aufbewahren. Innerhalb von ein bis zwei Tagen verbrauchen.

Pro Portion: (2 Esslöffel):

Kalorien: 60; Gesamtfett: 6 g; Gesättigtes Fett: 1 g; Cholesterin: 0 mg; Natrium: 5 mg; Kohlenhydrate: 1g; Ballaststoffe: 1 g; Protein: 0g

Thymian-Zitronen-Vinaigrette

Etiketten: 30-Minuten | Glutenfrei | Vegan | Vegan | Eins
Vorbereitungszeit: 5 Minuten | Ergibt: Etwa ½ Tasse

Zutaten:

- ⅛ Teelöffel trockener gemahlener Senf
- Saft von 1 Zitrone (ca. ¼ Tasse)   • ¼ Tasse natives Olivenöl extra
- ½ Teelöffel getrockneter Thymian (oder getrockneter Rosmarin)
- ½ Teelöffel Salz

Richtungen:

1. In einer kleinen Rührschüssel Zitronensaft, Thymian, Senf, Olivenöl und Salz gründlich verrühren, bis alles gut vermischt ist.
2. In einem luftdichten Behälter im Kühlschrank bis zu 5 Tage aufbewahren.

Pro Portion: (2 Esslöffel):

Kalorien: 124; Gesamtfett: 14 g; Gesättigtes Fett: 2 g; Cholesterin: 0 mg; Natrium: 291 mg; Kohlenhydrate: 1g; Faser: 0g; Protein: 0g

Dicke Tomatensalsa

Etiketten: 30-Minuten | Gefriergeeignet | Glutenfrei | Vegan
Vorbereitungszeit: 10 Minuten | Ergibt: Etwa 3 Tassen

Zutaten:

- 2 Esslöffel fein gehackter frischer Koriander
- 3 Tassen gewürfelte Tomaten   • 1 Knoblauchzehe, gehackt
- ¾ Tasse gewürfelte rote Zwiebel   • Tortillachips zum Servieren
- 1 Jalapeño-Pfeffer, gehackt
- Salz und gemahlener schwarzer Pfeffer

Richtungen:

1. In einer großen Rührschüssel Tomaten, Jalapeño-Pfeffer, Knoblauch, Zwiebeln und Koriander verrühren und mit Salz und Pfeffer würzen.

2. Geben Sie die Hälfte der Salsa in eine Küchenmaschine und zerkleinern Sie sie, bis eine gleichmäßige Konsistenz entsteht. Geben Sie die Mischung zurück in die Schüssel und rühren Sie gut um.

3. Mit Tortillachips servieren. Das ergibt eine große Menge, lässt sich aber auch gut einfrieren. Reste in einen gefrierfesten Behälter umfüllen und einfrieren. Vor dem Servieren über Nacht im Kühlschrank auftauen lassen.

Pro Portion: (¼ Tasse):

Kalorien: 13; Gesamtfett: 0 g; Gesättigtes Fett: 0 g; Cholesterin: 0 mg; Natrium: 7 mg; Kohlenhydrate: 3g; Ballaststoffe: 1 g; Protein: 1g

Gemischte Beeren-Kühlschrankmarmelade

Etiketten: Gefriergeeignet | Glutenfrei | Vegan | Eins
Vorbereitungszeit: 5 Minuten | Kochzeit: 30 Minuten | Ergibt: Etwa 1 Tasse

Zutaten:

- 1 Teelöffel abgeriebene Zitronenschale
- 2 Tassen gefrorene gemischte Beeren
- ½ Tasse Kristallzucker

Richtungen:

1. In einem mittelgroßen Topf bei mittlerer bis hoher Hitze die Beeren, den Zucker und die Zitronenschale vermischen. Gut umrühren. Unter ständigem Rühren zum Kochen bringen.

2. Reduzieren Sie die Hitze auf eine niedrige Stufe und köcheln Sie 20 Minuten lang oder bis die Marmelade eingedickt ist und sich wie eine Masse zu bewegen scheint. Während des Kochens häufig umrühren.

3. Die Marmelade in einen Glasbehälter mit dicht schließendem Deckel umfüllen und vollständig abkühlen lassen.

4. Abdecken und bis zu 2 Wochen im Kühlschrank aufbewahren. Zum

Einfrieren in einem gefriergeeigneten Behälter bis zu 6 Monate im Gefrierschrank aufbewahren. Über Nacht im Kühlschrank auftauen und nach Belieben verwenden.

Kalorien: 34; Gesamtfett: 0 g; Gesättigtes Fett: 0 g; Cholesterin: 0 mg; Natrium: 1 mg; Kohlenhydrate: 9g; Ballaststoffe: 1 g; Protein: 0g

Klassisches Basilikumpesto

Etiketten: 30-Minuten | Gefriergeeignet | Glutenfrei | Vegan | Vegetarisch | Eins
Vorbereitungszeit: 10 Minuten | Ergibt: Etwa 1 Tasse

Zutaten:

- ⅓ Tasse geriebener Parmesankäse
- 2 Tassen verpackte Basilikumblätter
- ½ Tasse natives Olivenöl extra
- ⅓ Tasse Pinienkerne
- 1 Knoblauchzehe
- Salz

Richtungen:

1. In der Küchenmaschine Basilikum, Knoblauch, Pinienkerne und Parmesan vermischen.
2. Pulsieren, bis es gleichmäßig zerkleinert ist.
3. Lassen Sie die Küchenmaschine auf niedriger Stufe laufen und geben Sie das Öl in einem gleichmäßigen Strahl durch den Einfüllschacht hinzu, bis alles gut vermischt ist. Abschmecken und mit Salz würzen.
4. In einem luftdichten Behälter im Kühlschrank bis zu 1 Woche aufbewahren. Zum Einfrieren in einem gefriergeeigneten Behälter bis zu 4 Monate im Gefrierschrank aufbewahren. Über Nacht im Kühlschrank auftauen lassen und nach Belieben verwenden.

Pro Portion: (1 Esslöffel):

Kalorien: 88; Gesamtfett: 9 g; Gesättigtes Fett: 1 g; Cholesterin: 2 mg; Natrium: 35 mg; Kohlenhydrate: 1g; Faser: 0g; Protein: 1g

Balsamico-Honig-Vinaigrette

Etiketten: 30-Minuten | Glutenfrei | Vegan | Vegetarisch | Eins
Vorbereitungszeit: 5 Minuten | Ergibt: Fast 1 Tasse

Zutaten:

- ⅓ Tasse Balsamico-Essig
- 1 Teelöffel Dijon-Senf
- ½ Tasse natives Olivenöl extra
- 2 Esslöffel Honig
- Salz

Richtungen:

1. In einer kleinen Rührschüssel Balsamico-Essig, Honig und Senf verrühren, bis alles gut vermischt ist.
2. Geben Sie das Olivenöl in einem gleichmäßigen Strahl unter ständigem Rühren hinzu, bis es vollständig vermischt ist.
3. Mit Salz würzen und erneut verquirlen.
4. In einem luftdichten Behälter im Kühlschrank bis zu 1 Woche aufbewahren.

Pro Portion: (2 Esslöffel):

Kalorien: 129; Gesamtfett: 14 g; Gesättigtes Fett: 2 g; Cholesterin: 2 mg; Natrium: 0 mg; Kohlenhydrate: 2g; Faser: 0g; Protein: 0g

Tomaten-Marinara

Etiketten: 30-Minuten | Gefriergeeignet | Glutenfrei | Vegan | Eins
Vorbereitungszeit: 5 Minuten | Kochzeit: 20 Minuten | Ergibt: 3 Tassen

Zutaten:

- 1 Esslöffel natives Olivenöl extra
- 1 (28-Unzen) Dose Tomaten, püriert
- 1 Esslöffel gehackter frischer Basilikum
- 1 kleine gelbe Zwiebel, gewürfelt
- 2 Knoblauchzehen, gehackt
- Salz und gemahlener schwarzer Pfeffer

Richtungen:

1. In einem mittelgroßen Topf bei mittlerer Hitze das Olivenöl erhitzen.
2. Fügen Sie die Zwiebel hinzu und kochen Sie sie unter gelegentlichem Rühren 7 Minuten lang, bis sie braun ist.
3. Fügen Sie den Knoblauch hinzu und rühren Sie ihn 30 Sekunden lang um, bis er duftet.
4. Tomaten und Basilikum unterrühren.
5. Abdecken, die Hitze reduzieren und 15 Minuten köcheln lassen. Abschmecken und mit Salz und Pfeffer würzen.
6. Zum Einfrieren in einem gefriergeeigneten Behälter bis zu 4 Monate im Gefrierschrank aufbewahren. Über Nacht im Kühlschrank auftauen und nach Belieben verwenden.

Pro Portion: (½ Tasse):

Kalorien: 58; Gesamtfett: 2 g; Gesättigtes Fett: 0 g; Cholesterin: 0 mg; Natrium: 181 mg; Kohlenhydrate: 11g; Ballaststoffe: 3g; Protein: 2g

Würzige Ananas-Salsa

Etiketten: 30-Minuten | Gefriergeeignet | Glutenfrei | Vegan | Vegan | Eins

Vorbereitungszeit: 10 Minuten | Ergibt: Etwa 2 Tassen

Zutaten:

- 1 (8 Unzen) Dose zerkleinerte Ananas, abgetropft
- 1 Jalapeño-Pfeffer, fein gehackt
- 1 Teelöffel gehackter frischer Koriander
- ¼ Tasse gewürfelte rote Paprika
- Salz

Richtungen:

1. In einer mittelgroßen Rührschüssel Ananas, Jalapeño-Pfeffer, Paprika und Koriander verrühren und mit Salz würzen.
2. Vor der Verwendung mindestens 5 Minuten ruhen lassen, damit sich die Aromen vermischen können.
3. Zum Einfrieren in einem gefriergeeigneten Behälter bis zu 4 Monate im Gefrierschrank aufbewahren. Über Nacht im Kühlschrank auftauen und nach Belieben verwenden.

Pro Portion: (¼ Tasse):

Kalorien: 19; Gesamtfett: 0 g; Gesättigtes Fett: 0 g; Cholesterin: 0 mg; Natrium: 7 mg; Kohlenhydrate: 5g; Ballaststoffe: 1 g; Protein: 0g

Metrikkonvertierungen

1 Teelöffel = 5 ml	¾ Teelöffel = 3,7 ml
⅔ Teelöffel = 3,3 ml	½ Teelöffel = 2,5 ml
⅓ Teelöffel = 1,6 ml	¼ Teelöffel = 1,2 ml
⅛ Teelöffel = 0,6 ml	

1 Esslöffel = 15 ml	¾ Esslöffel = 11 ml
⅔ Esslöffel = 10 ml	½ Esslöffel = 7,4 ml
⅓ Esslöffel = 5 ml	¼ Esslöffel = 3,7 ml
⅛ Esslöffel = 1,8 ml	

1 Tasse = 237 ml	¾ Tasse = 177 ml
⅔ Tasse = 158 ml	½ Tasse = 118 ml
⅓ Tasse = 79 ml	¼ Tasse = 59 ml
⅛ Tasse = 30 ml	

1 Unze = 30 ml (Flüssigkeit)	½ Unze = 15g
1 Unze = 30g	2 Unzen = 60g
3 Unzen = 85g	4 Unzen = 115g
5 Unzen = 142g	6 Unzen = 170g
7 Unzen = 198g	8 Unzen = 225g
9 Unzen = 255g	10 Unzen = 283g
11 Unzen = 312g	12 Unzen = 340g
16 Unzen = 455g	

4 Pfund = 1810g	3½ Pfund = 1590g
3 Pfund = 1360g	2½ Pfund = 1130g
2 Pfund = 907g	1½ Pfund = 680g
1¼ Pfund = 567g	1 Pfund = 454g
½ Pfund = 227g